实用 3D 导航

早期肺癌肺段切除图谱

主 编 ◎ 乌 达 刘继先

科学技术文献出版社
SCIENTIFIC AND TECHNICAL DOCUMENTATION PRESS
·北京·

图书在版编目（CIP）数据

实用3D导航早期肺癌肺段切除图谱 / 乌达，刘继先主编. —北京：科学技术文献出版社，2021.11
ISBN 978-7-5189-8544-9

Ⅰ . ①实… Ⅱ . ①乌… ②刘… Ⅲ . ①肺癌—胸腔外科手术—图谱 Ⅳ . ① R734.2-64

中国版本图书馆 CIP 数据核字（2021）第 220466 号

实用3D导航早期肺癌肺段切除图谱

策划编辑：蔡 霞 责任编辑：蔡 霞 责任校对：张永霞 责任出版：张志平

出 版 者	科学技术文献出版社	
地 址	北京市复兴路15号 邮编 100038	
编 务 部	(010) 58882938，58882087（传真）	
发 行 部	(010) 58882868，58882870（传真）	
邮 购 部	(010) 58882873	
官 方 网 址	www.stdp.com.cn	
发 行 者	科学技术文献出版社发行 全国各地新华书店经销	
印 刷 者	北京地大彩印有限公司	
版 次	2021 年 11 月第 1 版 2021 年 11 月第 1 次印刷	
开 本	889×1194 1/16	
字 数	192 千	
印 张	13.75	
书 号	ISBN 978-7-5189-8544-9	
定 价	256.00元	

编委会

使用导读

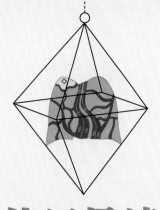

1. 刮开涂层，获取优惠券码

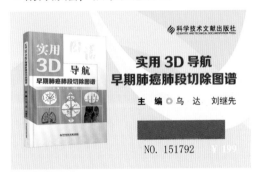

2. 微信扫描二维码

3. 打开界面，点击立即订阅

详情　目录　相关推荐

《实用3D导航早期肺癌肺段切除图谱》一书图⽂
茂，总结了北京大学深圳医院胸外科团队多年来的实
践经验，用简单实用的案例阐述胸腔镜精准肺段切除

 购物车　加入购物车　　立即订阅

4. 进入支付界面，点击优惠券码

《实用3D导航早期肺癌肺段切除图谱》
¥198.00　　　x1

套餐 内含1个商品　　　　　　　　　　>

优惠券/码　　　　　　　　　无可用优惠券 >

发票　　　　　　　　　　暂时不用开发票 >

留言　　　　　　选填，建议和商家沟通后再填写

商品金额　　　　　　　　　　　　¥199.00

5. 输入优惠券码

6. 提交订单，完成兑换

发票　　　　　　　　　　暂时不用开发票 >

留言　　　　　　选填，建议和商家沟通后再填写

商品金额　　　　　　　　　　　　¥199.00

优惠合计　　　　　　　　　　　-¥199.00

合计：¥ 0.00　　　　　　　　　　　提交订单

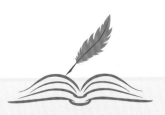

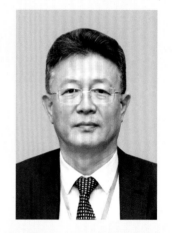

　　乌达，教授、主任医师，现任北京大学深圳医院胸外科主任，胸心外科规培基地主任。兼任深圳市医学会胸外科专业委员会主任委员、深圳市医师协会胸外科医师分会副会长、深圳市医师协会胸部肿瘤分会副会长、深圳市抗癌协会常务理事、广东省医学会胸外科分会委员、广东省医师协会胸外科医师分会常务委员、广东省生物医学工程学会胸心血管外科分会常务委员、中国研究型医院学会胸外科专业委员会常务委员、华人胸部肿瘤精准诊疗专业委员会常务委员、国家卫生健康委员会住院医师规培胸心外科专业委员会委员、中国医学促进会胸部肿瘤分会委员、世界华人医师协会胸部肿瘤专业委员会常务委员。

　　1986年毕业于白求恩医科大学医学系医疗专业。曾在中国医学科学院肿瘤医院胸外科（师从张德超教授、高树庚教授）及东京癌研有明医院呼吸器外科（师从中川健教授）进修。从事胸外科临床工作30余年，对肺癌的早期筛查（特别对肺结节）有较深入的研究，擅长肺癌、食道癌、纵隔及胸壁肿瘤的诊断及外科治疗。承担市级科研项目多项，发表论文50余篇。

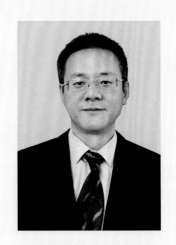

刘继先，医学博士，副教授、主任医师、博士研究生导师。现任北京大学深圳医院胸外科副主任。

学术任职：欧洲胸外科医师学会（ESTS）成员、中国抗癌协会康复会广东省肺结节诊疗专业委员会主任委员、中国抗癌协会康复会学术指导委员会常务委员、广东省胸部疾病学会食管 MDT 专业委员会副主任委员、深圳医学会胸外科分会副主任委员、深圳市抗癌学会肺癌分会副主任委员。

擅长：肺部小结节的一体化诊疗方案设计、早期肺癌的快诊快治、单孔肺段切除术、单孔胸腔镜肺癌根治术、微创食管癌根治术、肺癌的综合治疗、漏斗胸 NUSS 术、剑突下纵隔肿瘤切除术、手汗症外科治疗，尤其擅长肺部结节诊断、定位和微创一体化治疗。

发表论文多篇，被 SCI 收录文章 10 余篇，在研课题 3 项，科研经费 200 万。

随着人们对健康体检的重视、胸部低剂量螺旋 CT 的普及应用及影像诊断水平的提高，肺癌越来越早地被发现。同时，胸腔镜精准肺段切除术治疗早期肺癌的疗效已经得到众多回顾性和前瞻性临床研究的证实，符合最大限度切除肿瘤与最大限度保留更多肺组织的手术理念。

近年来，随着治疗需求的增加及 3D 技术的发展，胸腔镜精准肺段、肺亚段、联合亚段切除术等在国内蓬勃发展，技术已趋成熟，但尚未得到全面普及，各地区水平参差不齐。我中心在国内率先开展此项技术，致力于在全国推广，并著有系列丛书。我所在团队与北京大学深圳医院胸外科团队已紧密合作并交流多年，熟知他们在此项技术上付出的努力，已经形成成熟的技术体系，并举办了多届 3D 导航下胸腔镜标准肺段切除术学习班，在深圳乃至华南地区率先开展并积极推广此技术。今天有幸为他们团队主编的《实用 3D 导航早期肺癌肺段切除图谱》一书作序。

《实用 3D 导航早期肺癌肺段切除图谱》一书图文并茂，总结了北京大学深圳医院胸外科团队多年来的实践经验，用简单实用的案例阐述胸腔镜精准肺段切除术的技术细节，每个案例均配有术前 3D 重建的个体化解剖图片，重要解剖结构均有详细标注，同时，书中还有手术视频，重要手术步骤附有 3D 图片对照，并配有解剖示意简图，化繁为简，使读者一目了然，方便、快捷地掌握技术细节及要领，对致力于开展此项技术的医师而言，此书不失为一本优秀的入门指导用书。

陈亮

江苏省人民医院胸外科

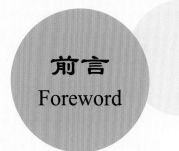

　　2018 年 9 月在江苏省人民医院，我有幸参观陈亮教授肺段切除术，这让我眼前一亮，这种手术方式和肺叶切除术完全不同。我在此之前把日本野守裕明教授编著的《肺癌解剖性肺段切除图谱》看了两遍，但一直停留在理论阶段，直到现场看了这种术式后才对这种术式有了更深刻的理解，回到医院后和刚从康明强教授学习肺段重建的毛广显副主任医师、谢远财主任医师一起商量，在振源（天津）医疗器械科技有限公司（MIMICS）的帮助下把"3D 导航标准肺段切除术"开展起来，紧接着在华南地区首次举办该术式的学习班，至今已经成功举办了 8 届，并积累了宝贵的经验。我一直在想，我虽然是 20 多年的胸外科医师，但当我学习肺段切除这一技术时仍然经历了漫长的学习曲线，我们是否可以把自己的经验总结分享让更多的胸外科医师缩短学习曲线，更快地掌握这些技术。当看到我的研究生王俊彬医师的绘画技艺后，让我更坚定了撰写这本书的决心。

　　肺段切除术核心就是确定要切除的边界，即段间静脉。确定好段间静脉也就是确定手术操作的范围，在段间静脉内操作，"由浅入深法"切断其内的血管和支气管就不会出现误伤，也可称为"简化标准肺段切除术"。要确定段间静脉，就要确定结节的安全切缘所在的肺段或肺亚段，就要仔细研究 3D 重建图中动脉、静脉和支气管之间的毗邻关系及走行方向。

　　该术式的操作手法继承了王俊老师的"王氏手法"，又发展了"波浪式开门技术"、"超前膨胀法"和"段间静脉为解剖标志的 3D 导航标准肺段切除术"等。该书既包含了 3D 重建的动脉、静脉和支气管关系图，又有术中手术实例，最为重要的是还有简化的手绘图，可使读者更容易地全方位地掌握肺段切除术。

其实每个肺段的动脉、静脉和支气管之间的空间毗邻关系和分支走行方向都不同，单纯看 2D 胸部 CT 很难在术者头脑中整合出空间三维关系，3D 重建软件帮助术者整合出三管之间的空间关系，再结合术中所见 2D 半（因为肺的牵拉方向可改变三管之间的空间关系），形成闭环学习曲线。再反过来增加术者阅读 2D 胸部 CT 的空间想象能力。该书选取 12 个肺段的实例，仅是抛砖引玉，让读者熟练掌握这项技术。

该书构思过程中得到北京大学肿瘤医院张力建教授的悉心指导，编写过程中得到胸外科全体医师的鼎力支持；该书手术录像过程中得到 Stroz 公司提供的高清设备及手术室姐妹尤其是车稼萍老师的倾力帮助；图像编辑过程中得到刘冠男的细心整理编辑，在总体运作过程中得到陈芸院长和职能部门田怀谷、石宇的大力支持，有了他们的支持和帮助，才使我们这个梦想变成现实。

由于经验有限，该书还有很多待完善的地方，恳请各位读者老师斧正。

北京大学深圳医院胸外科

目录
Contents

第一章　3D 导航胸腔镜解剖性肺段切除术发展简史

　　支气管肺段解剖概念最早于 1889 年由英国的 Ewart 提出。1932 年，Kramer 和 Glass 在研究肺脓肿时首次将"支气管肺段"这一概念应用于临床。1939 年，Churchill 和 Belsev 进行了首例左上肺舌段切除术。1942 年，Kent 和 Blades 提出"分别处理肺门结构"的技术，即"解剖性肺段切除术"。1947 年，Overholt 和 Langer 系统性描述了所有肺段切除术的手术方法。1958 年，Church 等开始用"解剖性肺段切除术"治疗早期肺癌。1993 年，意大利的 Roviaro 在一篇有关电视胸腔镜（Video-assisted thoracoscopic Surgery，VATS）肺叶切除术的文章里报道了首例胸腔镜肺段切除术。国内最早由江家元教授等主编《支气管肺段外科解剖学》出版于 1960 年。

　　肺段由于解剖变异多，个体化显著，技术要求高，术后漏气等并发症原因，因此未得到普及。进入 21 世纪，随着胸腔镜技术的发展及周围性非小细胞肺癌的增多，特别是 CT 筛查普及，更多肺小结节被发现，由此促进了肺段切除术在临床上的应用。2011 年，由日本学者 Hiroaki Nomori 和 Morihito Okada 主编的《肺癌解剖性肺段切除图谱》中系统性总结肺段的解剖特点和手术要点，推动了肺段外科学发展。

　　随着 MIMICS 等软件及 3D 打印技术在肺段外科中的应用，使术者术前更能精准地了解个体化解剖。近 10 年国内以陈亮教授为代表的江苏省人民医院医师，自主研发了 Deepinsight 等软件，对三维 CT 支气管血管成像（3D-CTBA）技术及 3D 重建指导下解剖性肺段切除术进行了更深入的研究和实践，总结成书《全胸腔镜解剖性肺段切除手术图谱》，现在已经第 4 次再版，并举办了多届全国性学习班，推动了肺段切除术在我国的发展。福建医科大学协和医院陈椿教授团队、中国医学科学院肿瘤医院邱斌教授团队、解放军总医院马永富教授团队和北京大学深圳医院刘继先教授团队多次在国内举办 3D 导航标准肺段切除术研讨班，促进了该技术在国内的普及。

编写 / 毛广显　刘继先

第二章　肺段解剖命名

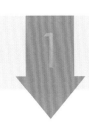

第一节　肺段及肺亚段系统命名

一、右肺上叶（图2-1）

1. S^1［尖段］

（a）S^1a［尖亚段］

（b）S^1b［前亚段］

2. S^2［后段］

（a）S^2a［后亚段］

（b）S^2b［外亚段］

3. S^3［前段］

（a）S^3a［外亚段］

（b）S^3b［内亚段］

二、右肺中叶（图2-1）

1. S^4［中叶外段］

（a）S^4a［外亚段］

（b）S^4b［内亚段］

2. S^5［中叶内段］

（a）S^5a［外亚段］

（b）S^5b［内亚段］

三、左肺上叶（图 2-1）

1. S^{1+2}［尖后段］

（a）$S^{1+2}a$［尖亚段］

（b）$S^{1+2}b$［后亚段］

（c）$S^{1+2}c$［水平亚段］

2. S^3［前段］

（a）S^3a［外亚段］

（b）S^3b［内亚段］

（c）S^3c［上亚段］

3. 舌段划分（S^4+S^5）

3.1 S^4［上舌段］

（a）S^4a［外亚段］

（b）S^4b［内亚段］

3.2 S^5［下舌段］

（a）S^5a［上亚段］

（b）S^5b［下亚段］

四、下肺叶（图 2-1）

1. S^6［背段］

（a）S^6a［上亚段］

（b）S^6b［外亚段］

（c）S^6c［内亚段］

2. S^*［背段下段］

3. S^7［内基底段］（仅右肺叶）

（a）S^7a［后亚段］

（b）S^7b［前侧亚段］

4. S^8［前基底段］

（a）S^8a［外亚段］

（b）S^8b［基底亚段］

5. S^9［外基底段］

（a）S^9a［外亚段］

（b）S^9b［基底亚段］

6. S^{10}［后基底段］

（a）$S^{10}a$［后亚段］

（b）$S^{10}b$［外亚段］

（c）$S^{10}c$［内亚段］

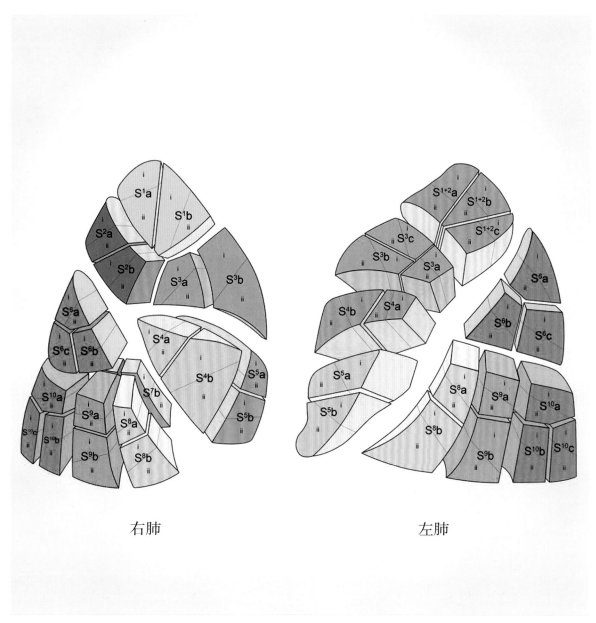

图 2-1 肺段解剖分区（由邱斌提供）

第二节　肺段及肺亚段支气管系统命名

一、右肺上叶（图 2-2）

1. B^1［尖段支气管］

（a）B^{1a}［尖亚段支气管］

（b）B^{1b}［前亚段支气管］

2. B^2［后段支气管］

（a）B^{2a}［后亚段支气管］

（b）B^{2b}［外亚段支气管］

3. B^3［前段支气管］

（a）B^{3a}［外亚段支气管］

（b）B^{3b}［内亚段支气管］

二、右肺中叶（图 2-2）

1. B^4［中叶外段支气管］

（a）S^{4a}［外亚段支气管］

（b）S^{4b}［内亚段支气管］

2. B^5［中叶内段支气管］

（a）S^{5a}［外亚段支气管］

（b）S^{5b}［内亚段支气管］

三、左肺上叶（图 2-2）

1. B^{1+2}［尖后段支气管］

（a）B^{1+2a}［尖亚段支气管］

（b）B^{1+2b}［后亚段支气管］

（c）B^{1+2c}［水平亚段支气管］

2. B^3［前段支气管］

（a）B^{3a}［外亚段支气管］

（b）B^{3b}［内亚段支气管］

（c）B^{3c}［上亚段支气管］

3. B^4［上舌段支气管］

（a）B^{4a}［外亚段支气管］

（b）B^{4b}［内亚段支气管］

4. B^5［下舌段支气管］

（a）B^{5a}［上亚段支气管］

（b）B^{5b}［下亚段支气管］

四、下肺叶（图2-2）

1. B⁶〔背段支气管〕

（a）B⁶ᵃ〔上亚段支气管〕

（b）B⁶ᵇ〔外亚段支气管〕

（c）B⁶ᶜ〔内亚段支气管〕

2. B*〔背段下段支气管〕

3. B⁷〔内基底段支气管〕（仅右肺叶）

（a）B⁷ᵃ〔后亚段支气管〕

（b）B⁷ᵇ〔前侧支气管〕

4. B⁸〔前基底段支气管〕

（a）B⁸ᵃ〔外亚段支气管〕

（b）Bˢᵇ〔基底亚段支气管〕

5. B⁹〔外基底段支气管〕

（a）B⁹ᵃ〔外亚段支气管〕

（b）B⁹ᵇ〔基底亚段支气管〕

6. B¹⁰〔后基底段支气管〕

（a）B¹⁰ᵃ〔后亚段支气管〕

（b）B¹⁰ᵇ〔外亚段支气管〕

（c）B¹⁰ᶜ〔内亚段支气管〕

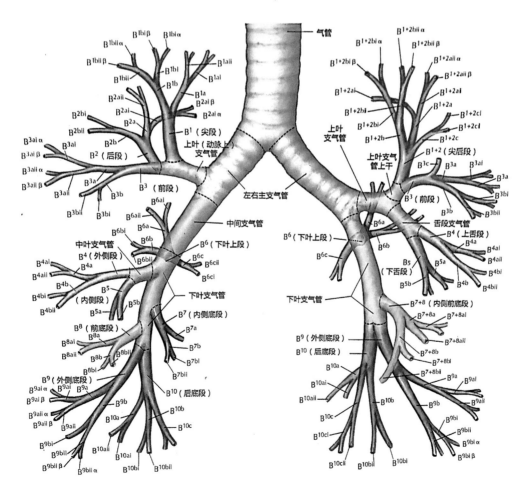

图 2-2　肺亚段支气管（由 Dr.Frank H. Netter 提供）

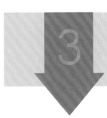

第三节　肺段及肺亚段动脉系统命名

一、右肺上叶（图 2-3）

1. A^1［尖段动脉］

（a）A^1a［固有亚段动脉］

（b）A^1b［前侧亚段动脉］

2. A^2［后段动脉］

（a）A^2a［后亚段动脉］

（b）A^2b［外亚段动脉］

3. A^3［前段动脉］

（a）A^3a［外亚段动脉］

（b）A^3b［内亚段动脉］

二、右肺中叶（图 2-3）

1. A^4［中叶外段动脉］

（a）A^4a［外亚段动脉］

（b）A^4b［内亚段动脉］

2. A^5［中叶内段动脉］

（a）A^5a［外亚段动脉］

（b）A^5b［内亚段动脉］

三、左肺上叶（图 2-4）

1. A^{1+2}［尖后段动脉］

（a）$A^{1+2}a$［尖亚段动脉］

（b）$A^{1+2}b$［后亚段动脉］

（c）$A^{1+2}c$［水平亚段动脉］

2. A^3［前段动脉］

（a）A^3a［外亚段动脉］

（b）A^3b［内亚段动脉］

（c）A^3c［上亚段动脉］

3. A^4［上舌段动脉］

（a）A^4a［外亚段动脉］

（b）A^4b［内亚段动脉］

4. A^5［下舌段动脉］

（a）A^5a［上亚段动脉］

（b）A^5b［下亚段动脉］

四、下肺叶（图2-3和图2-4）

1. A^6［背段动脉］

（a）A^6a［上亚段动脉］

（b）A^6b［外亚段动脉］

（c）A^6c［内亚段动脉］

2. A^*［背段下段动脉］

3. A^7［内基底段动脉］（仅右肺叶）

（a）A^7a［后亚段动脉］

（b）A^7b［前侧动脉］

4. A^8［前基底段动脉］

（a）A^8a［外亚段动脉］

（b）A^8b［基底亚段动脉］

5. A^9［外基底段动脉］

（a）A^9a［外亚段动脉］

（b）A^9b［基底亚段动脉］

6. A^{10}［后基底段动脉］

（a）$A^{10}a$［后亚段动脉］

（b）$A^{10}b$［外亚段动脉］

（c）$A^{10}c$［内亚段动脉］

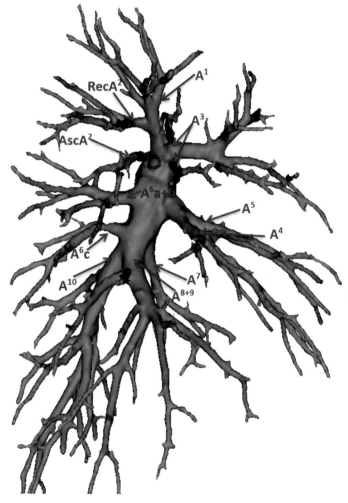

图 2-3　右肺动脉分支

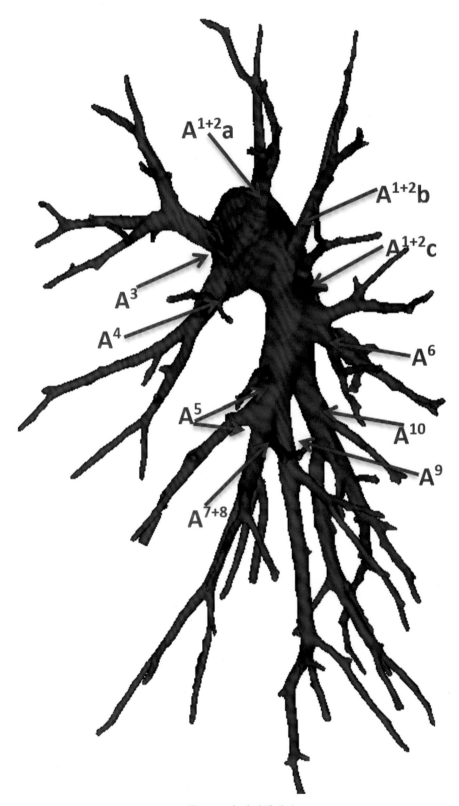

图 2-4　左肺动脉分支

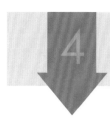

第四节 肺段及肺亚段静脉系统命名

一、右肺上叶（图2-5）

1. V^1（尖段静脉）

（a）V^1a：在 S^1a 和 S^1b 之间

（b）V^1b：在 S^1b 和 S^3b 之间

2. V^2（后段静脉）

（a）V^2a：位于 S^1a 和 S^2a 之间

（b）V^2b：位于 S^2a 和 S^2b 之间

（c）V^2c：位于 S^2b 和 S^3a 之间

（d）V^2t：S^2a 下面

3. V^3（前段静脉）

（a）V^3a：位于 S^3a 和 S^3b 之间

（b）V^3b：S^3b 下面

（c）V^3c：位于 S^3bi 和 S^3bii 之间

4. 中心静脉：$V^2a+V^2b+V^2c$（$+V^3a$）汇合

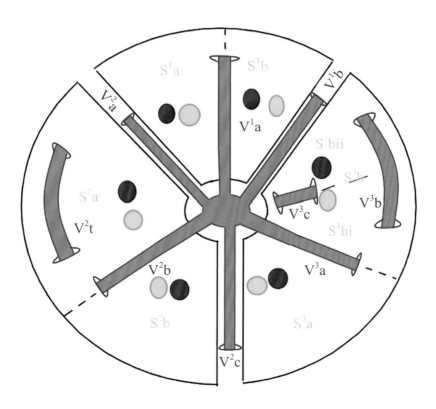

图2-5 右上肺静脉分支（红色代表动脉；绿色代表支气管；蓝色代表静脉）

二、右肺中叶（图2-6）

1. V⁴（中叶外段静脉）

（a）V^4a：位于 S^4a 和 S^4b 之间

（b）V^4b：位于 S^4b 和 S^5b 之间

2. V⁵（中叶内段静脉）

（a）V^5a：位于 S^5a 和 S^5b 之间

（b）V^5b：S^5b 下面

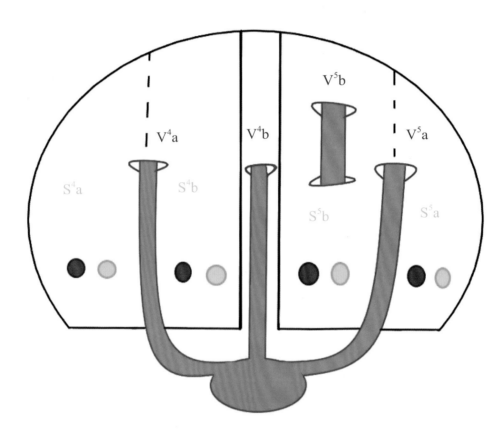

图2-6　右肺中叶静脉分支（红色代表动脉；绿色代表支气管；蓝色代表静脉）

三、左肺上叶

1. V^{1+2}（尖后段静脉）（图 2-7）

（a）$V^{1+2}a$：位于 $S^{1+2}a$ 和 S^3c 之间

（b）$V^{1+2}b$：位于 $S^{1+2}a$ 和 $S^{1+2}b$ 之间

（c）$V^{1+2}c$：位于 $S^{1+2}b$ 和 $S^{1+2}c$ 之间

（d）$V^{1+2}d$：位于 $S^{1+2}c$ 和 S^3a 之间

2. V^3（前段静脉）（图 2-7）

（a）V^3a：位于 S^3a 和 S^3b 之间

（b）V^3b：位于 S^3b 和 S^4b 之间

（c）V^3c：位于 S^3b 和 S^3c 之间

3. V^4（上舌段静脉）（图 2-8）

（a）V^4a：位于 S^4a 和 S^4b 之间

（b）V^4b：位于 S^4b 和 S^5a 之间

4. V^5（下舌段静脉）（图 2-8）

（a）V^5a：位于 S^5a 和 S^5b 之间

（b）V^5b：位于 S^5b 下面

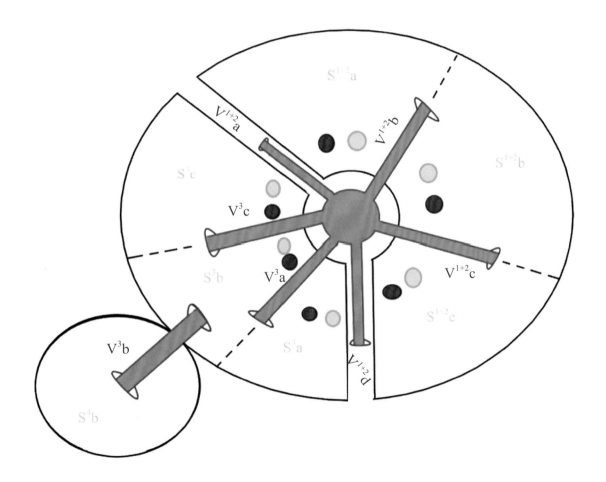

图 2-7　左肺上叶固有叶静脉分支（红色代表动脉；绿色代表支气管；蓝色代表静脉）

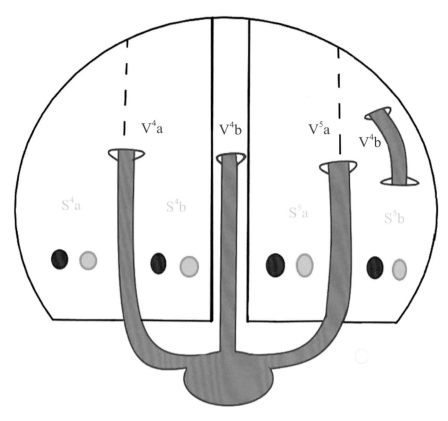

图 2-8　左上肺舌段静脉分支（红色代表动脉；绿色代表支气管；蓝色代表静脉）

四、肺下叶（图 2-9）

1. V^6（背段静脉）

（a）V^6a：位于 S^6a、S^6b 和 S^6c 之间

（b）V^6b：位于 S^6b、S^6c 和 S^6、S^{8+9} 之间

（c）V^6c：位于 S^6c 和 $S^{10}a$（或 S^7a，仅在右肺下叶）之间

2. V^7（内基底段静脉）（仅右肺叶）

（a）V^7a：位于 S^7a 和 S^7b 之间

（b）V^7b：位于 S^7b 和 S^8b 之间

3. V^8（前基底段静脉）

（a）V^8a：位于 S^8a 和 S^8b 之间

（b）V^8b：位于 S^8b 和 S^9b 之间

4. V^9（外基底段静脉）

（a）V^9a：位于 S^9a 和 S^9b 之间

（b）V^9b：位于 S^9b 和 $S^{10}b$ 之间

5. V^{10}（后基底段静脉）

（a）$V^{10}a$：位于 $S^{10}a$ 和 $S^{10}c$ 之间

（b）$V^{10}b$：位于 $S^{10}b$ 和 $S^{10}c$ 之间

（c）$V^{10}c$：位于 $S^{10}c$ 内

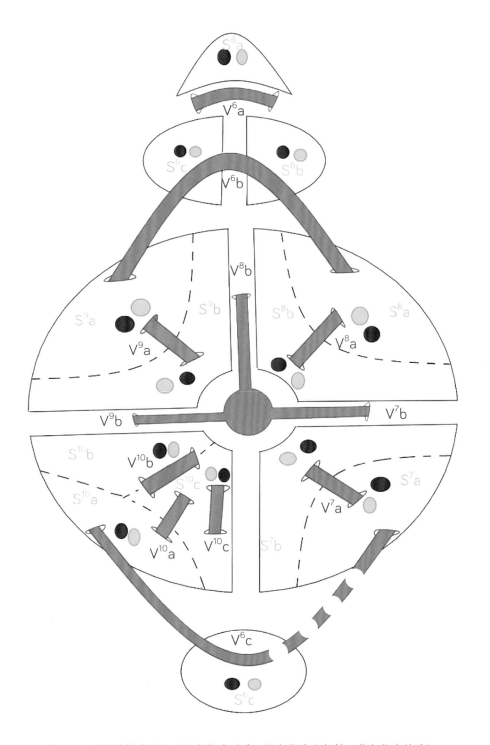

图 2-9　肺下叶静脉分支（红色代表动脉；绿色代表支气管；蓝色代表静脉）

总结 / 刘继先

绘图 / 王俊彬

第三章 MIMICS 肺部三维重建

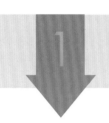

第一节 MIMICS 软件简介

MIMICS 是一个用来实现三维可视化、断层扫描图像分割处理和对三维渲染的交互式工具。

MIMICS 可以交互式地读取 DICOM 的图像格式的（CT、MRI、Micro CT、Micro MRI、工业 CT）和非 DICOM 的普通图像格式（BMP、TIFF）等。用户可以使用分割和编辑工具操作图像数据来选择骨骼、软组织、皮肤等感兴趣的区域（region of interest，ROI）。一旦感兴趣区域已经被分割出来，就可以三维重构获得三维模型，可以通过旋转、平移、放大、缩小、改变透明度、剪切等操作更全面的观察模型；可以对比二维图像与三维数据，对模型进行精确的检测；且可以基于解剖学进行基础的测量（如距离，角度及面积等）。

在精确的三维模型的基础上，通过添加 MIMICS 的其他可选模块，实现基于三维模型的运用，在生物医学、医疗和材料等领域的测量与分析、模拟仿真、正向设计、快速成型、3D 打印、有限元分析（finite element analysis，FEA）及计算流体动力学（computational fluid dynamics，CFD）建模。

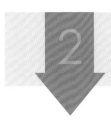

第二节　MIMICS 肺部三维重建简介

　　MIMICS 软件（图 3-1）针对肺部重建，设置了一个新的模块，该模块使用创新的软件算法帮助用户更高效、精确地分割肺气管、肺及肺叶。内置有快速计算中心线功能，使用国际通用的肺气管标记法自动标记肺气管的解剖学结构，可以自动匹配吸气及呼气时两组肺气管的光固化立体造型术（stereo lithography，STL）文件，并可以分析呼吸前后的体积变化。根据用户的需求，可以与中心线正切的角度切割肺气管末端，有助于 FEA 和 CFD 分析。

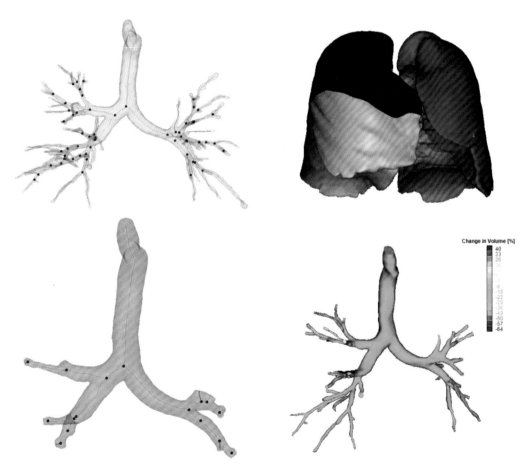

图 3-1　MIMICS 软件自动分割支气管和肺界线

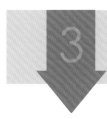

第三节　MIMICS 重建步骤

一、选取并导入需要的 CT 文件（图 3-2）

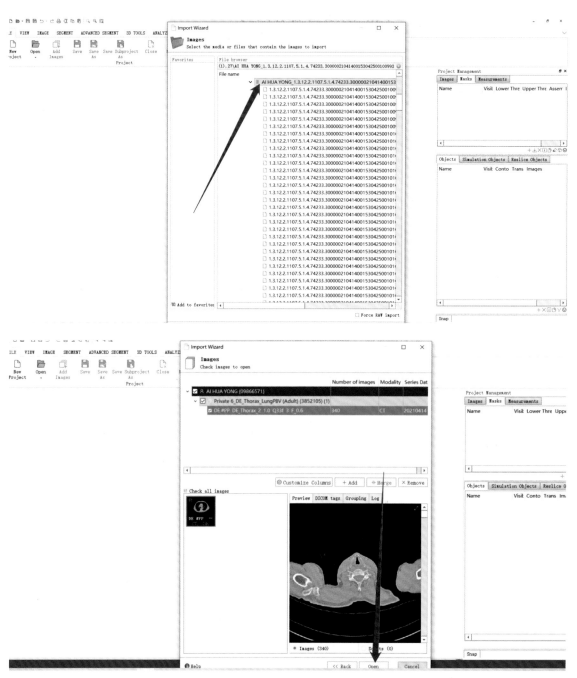

图 3-2　导入 CT 文件

二、开始肺部重建，用此命令进行气管重建（图3-3）

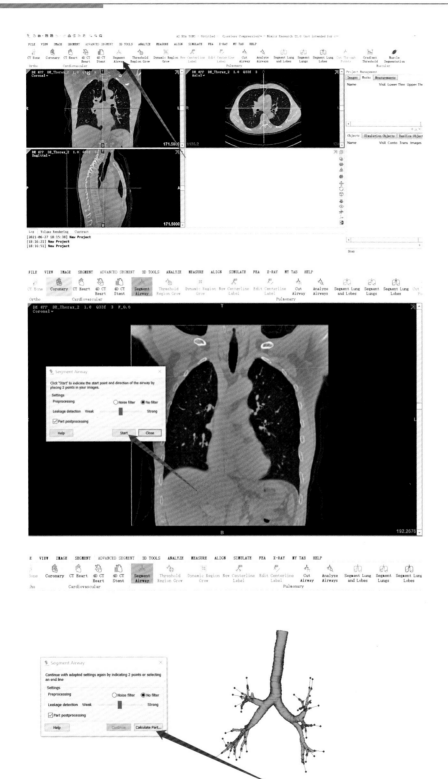

图 3-3　开始肺部重建

三、进行结节筛选，并进行重建（图 3-4）

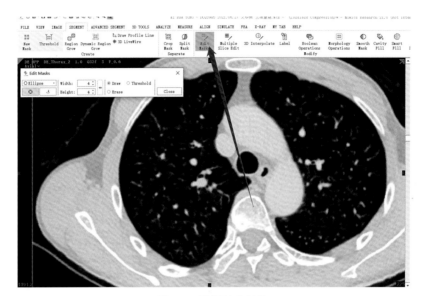

图 3-4　进行结节筛选

四、进行血管重建

1. 选定合适阈值框，并选区域（图 3-5）

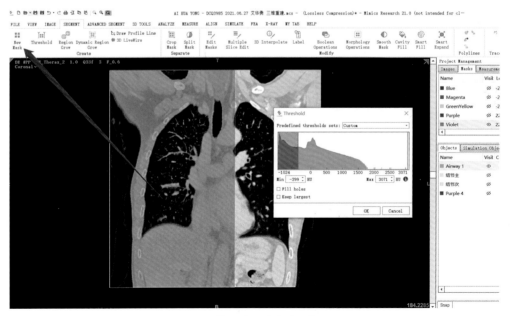

图 3-5　血管重建先选定合适阈值框

2. 将所需血管从软组织中提出（图 3-6）

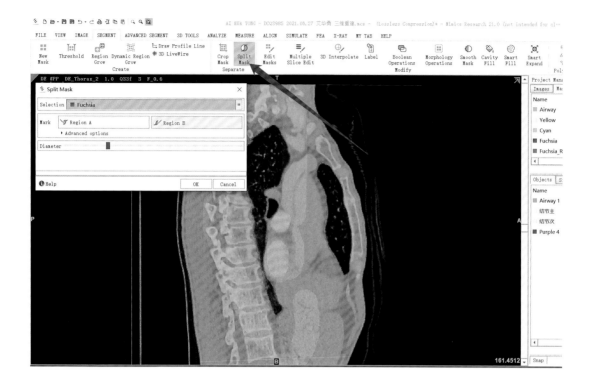

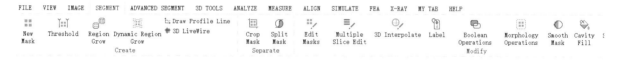

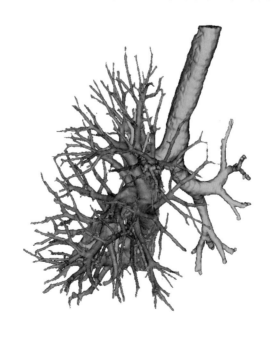

图 3-6　所需血管的提出

3. 将提出的血管按动静脉进行分割（图 3-7）

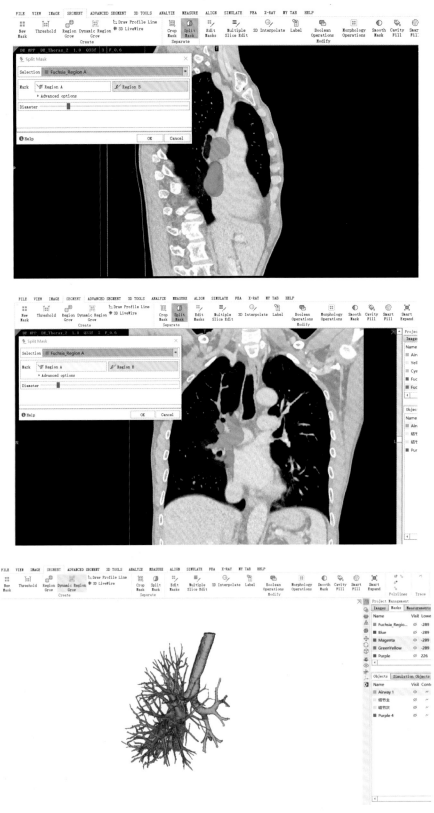

图 3-7　动静脉分割

4. 将错误的动静脉进行修改（图 3-8）

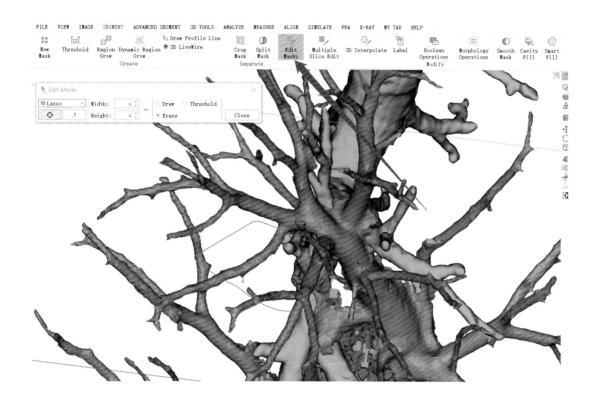

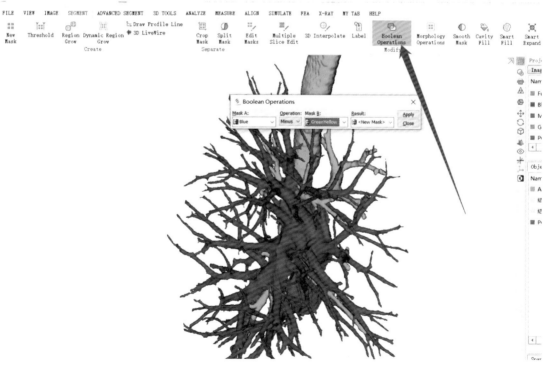

图 3-8　修改错误的动静脉

5. 将修改完毕的血管由上方 masks 层生成到下方 objects 层（图 3-9）

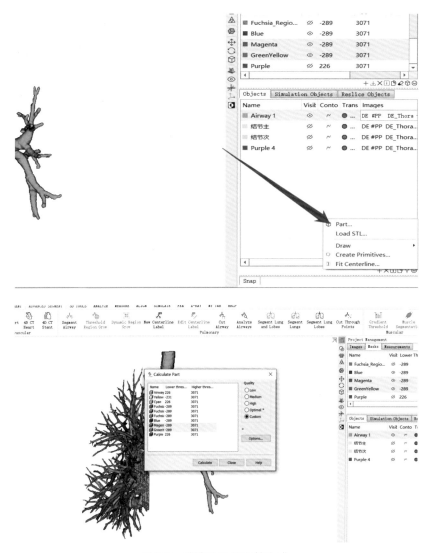

图 3-9　将修改后的血管生成

五、进行远端气管的重建（图 3-10）

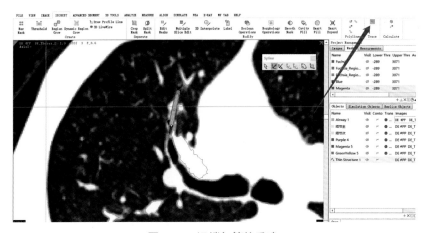

图 3-10　远端气管的重建

六、进行肺叶的重建

1. 进行气管中心线提取（图 3-11）

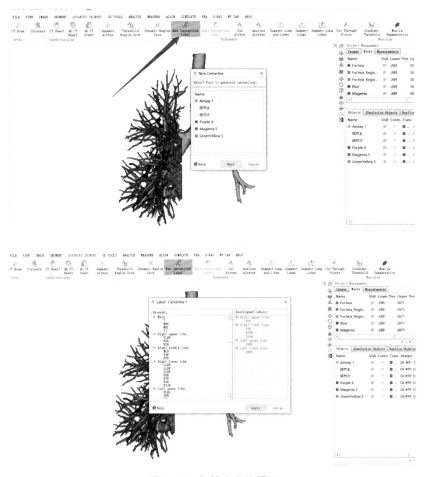

图 3-11　气管中心线提取

2. 通过气管中心线对双肺轮廓和叶裂进行生成（图 3-12）

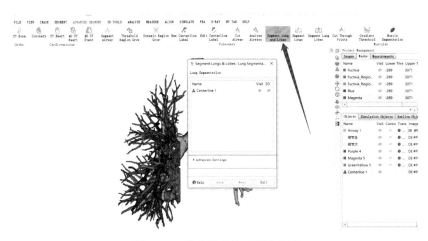

图 3-12　双肺轮廓和叶裂的生成

3. 点击 Next 将肺叶进行分割（图 3-13）

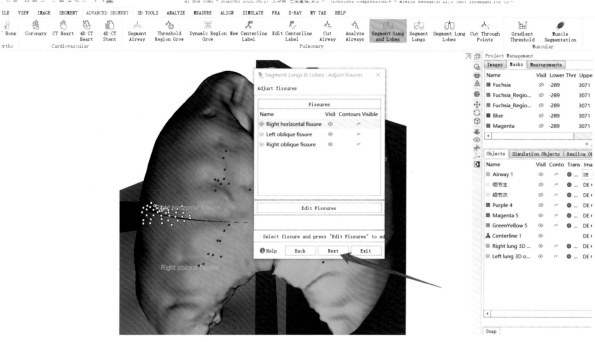

图 3-13   分割肺叶

七、进行肺段的分割（图 3-14）

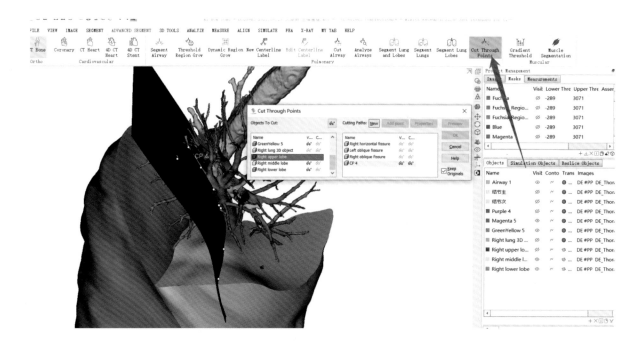

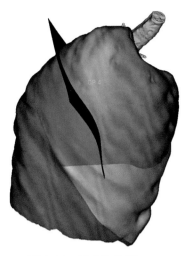

图 3-14　肺段的分割

八、肺部重建完成（图 3-15）

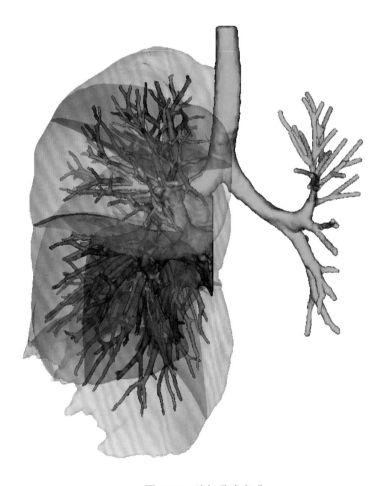

图 3-15　肺部重建完成

编写 / 柳松涛

第四章 肺段切除术手术适应证及技术细节

第一节 肺段切除术治疗肺癌的适应证

　　1995 年，肺癌研究组（Lung Cancer Study Group，LCSG）临床研究结果显示，对于早期非小细胞肺癌而言，肺叶切除术可获得比亚肺叶切除术更明显的生存优势，由此确立了肺叶切除术在治疗肺癌中的标准地位。亚肺叶切除术仅作为不能耐受肺叶切除术患者（如高危合并疾病、高龄、低心肺功能）的妥协之选。然而，该项研究存在一定的漏洞，如过多的肿瘤直径＞ 2 cm 的患者接受了楔形切除术、两组之间死亡率差异并不显著、患者肺功能检测数据不全等。

　　近年来，随着低剂量 CT 筛查的普及，越来越多的肺小结节被发现，而胸部 CT 上表现为以肺内磨玻璃密度影（ground glass opacity，GGO）为主的病灶，病理类型一般为原位癌或微浸润癌，具有良好的预后。许多回顾性研究结果也提示胸腔镜亚肺叶切除术在治疗肺内亚实性结节时，局部复发率和远期生存率与肺叶切除术相当。因此，小结节尤其是小磨玻璃结节的手术方式的选择成为胸外科学界的争议热点。

　　美国国家综合癌症网络（National Comprehensive Cancer Network，NCCN）指南目前推荐意向性肺段切除术治疗肺癌的手术适应证为：周围性结节直径≤ 2 cm，并至少符合以下标准中的一项：①组织学类型为单纯原位腺癌；②CT 显示肺结节磨玻璃成分≥50%；③影像学随访证实肿瘤倍增时间≥400 天。

随着日本的 JCOG0802、JCOG0804、JCOG1211 一系列临床试验（图 4-1）的结果公布（JCOG0802：肺结节直径 20 mm 以下，实性 / 肿瘤比率大于 0.5；JCOG 0804：肺结节直径 20 mm 以下，实性 / 肿瘤比率为 0.25 以下；JCOG1211：肺结节直径 30 mm 以下，实性 / 肿瘤比率为 0.5 以下），当肺结节直径小于 3 cm、实性 / 肿瘤比率小于 0.5，在保证足够切缘的情况下，亚肺叶切除术可以达到治愈目的。2021 年第 101 届美国胸外科协会（American Association for Thoracic Surgery，AATS）年会公布了 JCOG0802 研究成果，对于肺结节直径≤2 cm，实性 / 肿瘤比率≥0.5 的周围性非小细胞肺癌，肺段切除术在 5 年生存率方面不劣于肺叶切除术，肺功能保护优于肺叶切除术。

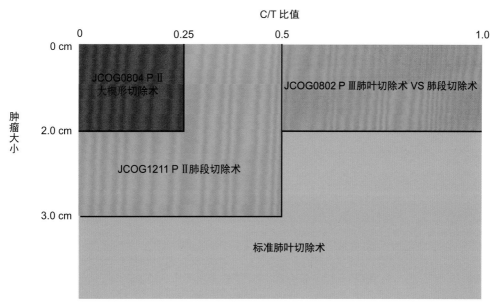

图 4-1　JCOG 系列临床试验

我们在临床实践工作中发现，即使对于肺结节直径≤1 cm 的完全实性的周围性非小细胞肺癌，仍存在肺内转移、胸膜扩散及 N_2 站淋巴结转移的情况，因此，我们对于意向性肺段切除术治疗周围性非小细胞肺癌的手术适应证把握在结节位于肺的中 1/3，直径≤3 cm、实性 / 肿瘤比率为 0.5 以下，术中相应手术区域采样淋巴结冰冻病理为阴性。

第二节　3D 导航肺段切除术技术要点

一、切口的选择

根据各肺段不同的位置，来选择切口的位置和数量。由于胸腔镜头角度的调整性，手术器械的弯曲性能和切割缝合器角度的选择，随着手术经验的积累，大多数手术可以在单孔下完成。即手术的显像部分 A（胸腔镜头）、助手的牵拉器械 B（卵圆钳夹肺或卵圆钳夹纱块钝性压肺）和术者的主操作部分 C（弯吸引器和电凝钩或超声刀）均从单孔进出（图 4-2）。

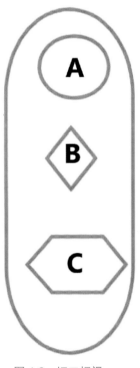

图 4-2　切口标识

上肺肺段切除术选择腋中线第四肋间单孔胸腔镜手术，中下肺肺段切除术选择腋中线和腋后线之间第五肋间单孔手术。上肺尖段可选用腋中线第三肋间单孔进行，直线视野会更好。

当操作角度不好时，可以采用改良单操作孔（图4-3）进行手术。即增加一个1 cm 的副操作孔，主要用来牵拉，进内镜切割缝合器，镜头还是从主操作孔进，这样既适应了大部分主刀医师的操作习惯，也降低了手术难度。当双下肺外后基底段切除时，建议采用传统三孔手术，可以从不同角度操作。

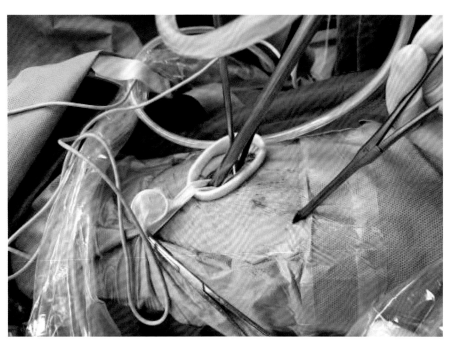

图 4-3　改良单操作孔

二、手术器械的选择

肺段手术比肺叶手术更加精细，常选择用肺段手术专用器械（图4-4），肺段手术专用分离钳具有端口更细、多种角度的特点，便于分离。

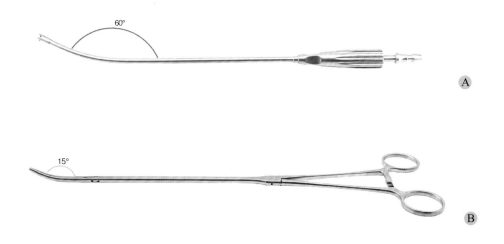

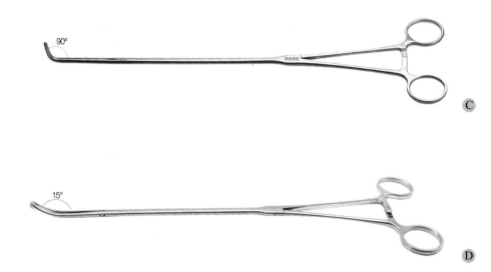

A. 吸引管；B. 胸腔止血钳（头部弯 15°）；C. 胸腔止血钳（头部弯 90°）；D. 胸腔组织钳。

图 4-4   肺段手术专用器械

三、操作技巧

1. "王氏手法"

"王氏手法"（图 4-5）是北京大学人民医院王俊院士提出的实用性强、易推广的操作手法，右手持电钩，左手持弯吸引器，可以同时进行锐性和钝性游离，并且可以及时吸走创面的渗液，保持视野的清晰。操作空间为细圆柱体，非常适合肺段切除术这种操作面小、解剖精细的手术。

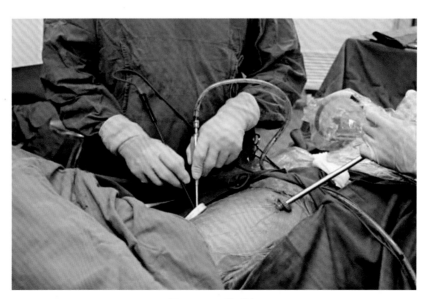

图 4-5   王氏手法

手术过程示意图

左上肺固有叶 LS^{1+2+3} 切除手术过程示意图（图 5-21 至图 5-34）。

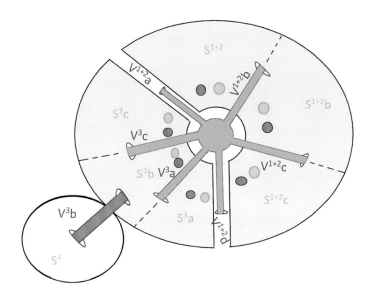

图 5-21　左上肺固有叶 S^{1+2+3} 切除范围降维（阴影内部分为切除范围，红圈代表动脉，绿圈代表支气管）

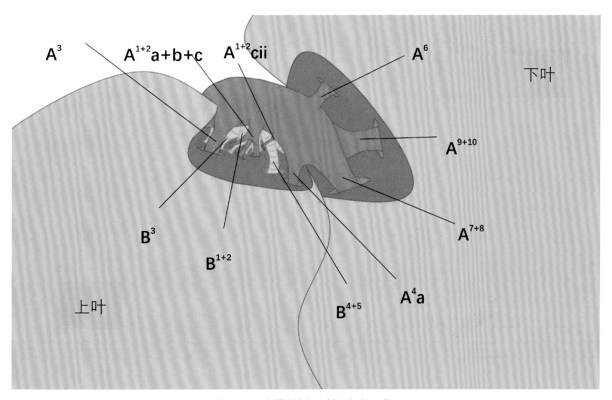

图 5-22　全景解剖（叶间动脉干观）

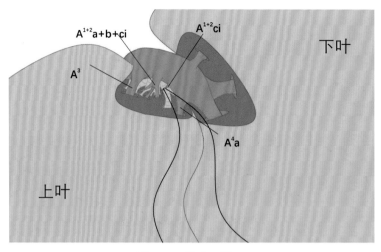

图 5-23　游离 A^{1+2} cii

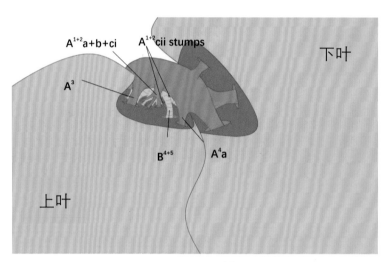

图 5-24　切断 A^{1+2} cii

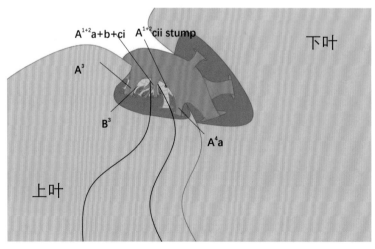

图 5-25　游离 A^{1+2}a+b+ci

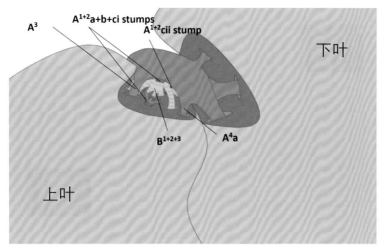

图 5-26　切断 A^{1+2}a+b+ci

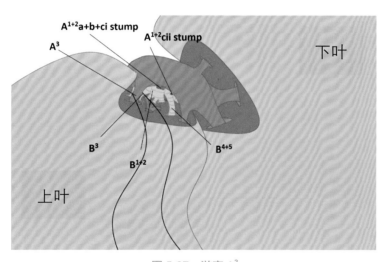

图 5-27　游离 A^3

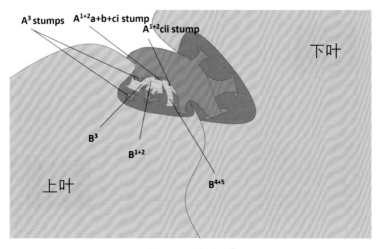

图 5-28　切断 A^3

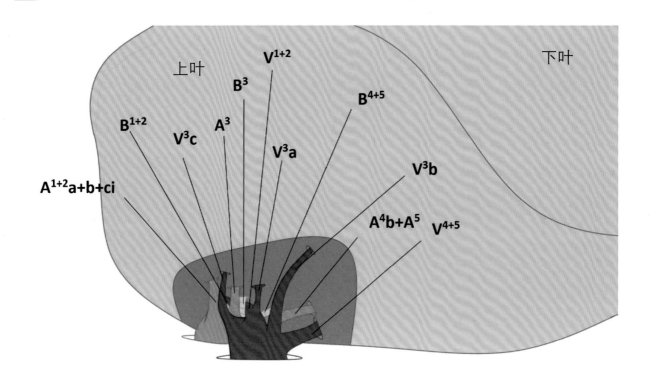

图 5-29　全景解剖（前肺门观）

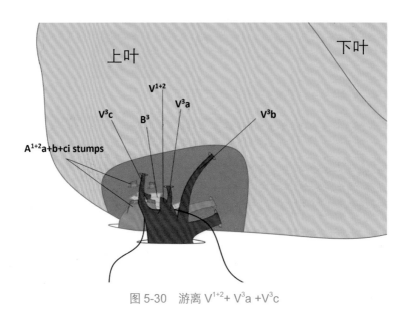

图 5-30　游离 V^{1+2}+ V^3a +V^3c

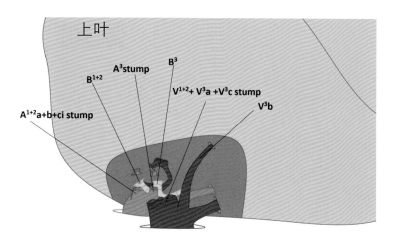

图 5-31 切断 V^{1+2}+ V^{3}a +V^{3}c

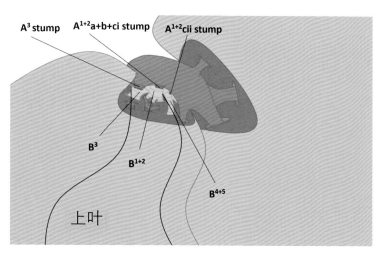

图 5-32 从叶间裂处游离 B^{1+2}+B^3

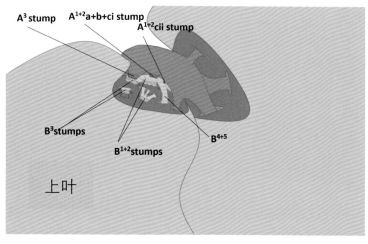

图 5-33 切断 B^{1+2}+B^3

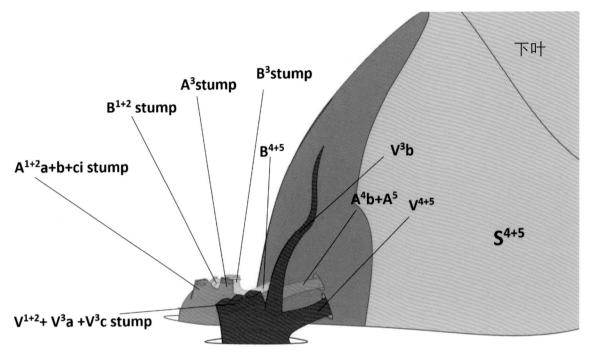

图 5-34　段面展示

术者 / 彭旭兴　王俊彬

整理 / 王禾

审定 / 刘继先　毛广显

绘图 / 王俊彬

第六章 3D 导航左上肺舌段（LS^{4+5}）切除术

扫码观看手术视频

男性，54 岁，体检时胸部 CT 发现左上肺舌段 S^{4+5} 混合磨玻璃结节，大小约 18 mm×16 mm，抗感染治疗 2 周，2 个月后复查肺结节无明显变化。胸部 CT 示结节位置（图 6-1 至图 6-3）。

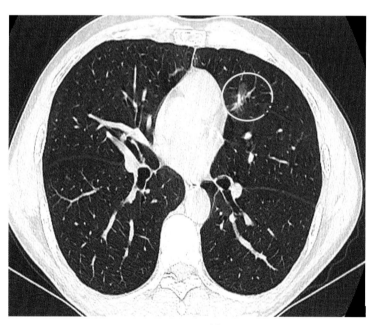

图 6-1 胸部 CT 水平位示结节位于左上肺 S^{4+5} 内（结节及 2 cm 安全切缘评估）

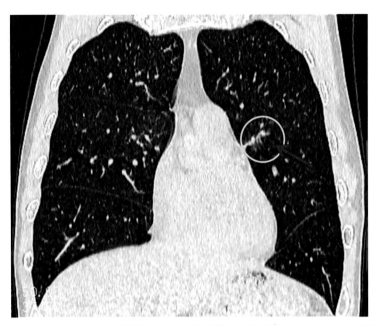

图 6-2　胸部 CT 冠状位示结节位于左上肺 S^{4+5} 内（结节及 2 cm 安全切缘评估）

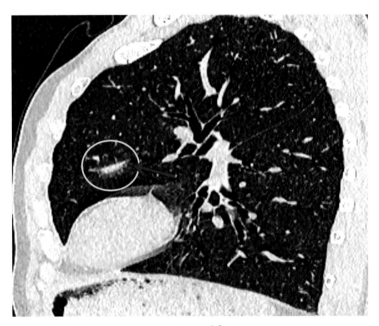

图 6-3　胸部 CT 矢状位示结节位于左上肺 S^{4+5} 内（结节及 2 cm 安全切缘评估）

术前 3D–CTBA 重建

　　该肺结节边缘球（以结节周围 2 cm 为界）显示左上肺 S^{4+5} 切除可以满足手术安全界线图（6-4）。

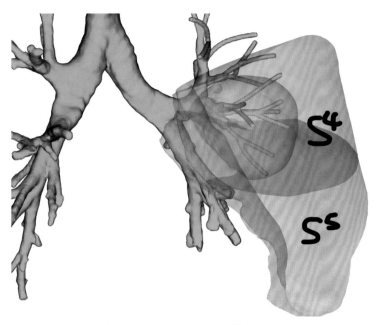

图 6-4　肺结节边缘球显示左上肺舌段 S^{4+5} 切除可以保证安全切缘

解剖特点

结节位于左上肺舌段，左上肺支气管（图 6-5）分为固有叶支气管（B^{1+2+3}）及舌段支气管（B^{4+5}），舌段支气管分为 3 个分支，即：B^4、B^{5}a、B^{5}b；左上肺舌段动脉（图 6-6）有 3 个分支：A^4、A^{5}a 为纵隔型动脉（Med.A^4 & Med.A^{5}a），A^{5}b 则从叶间动脉干发出，与相应支气管伴行。左上肺舌段静脉 V^{4+5}（图 6-7）为单独一支从上肺静脉最下分支发出。该手术规划从前肺门和斜裂开始游离，需要切断 V^{4+5}、A^{5}b、B^{4+5} 及 Med.A^4 & Med.A^{5}a。

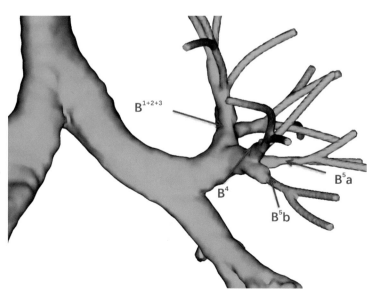

图 6-5　左上肺支气管分支（前面观）

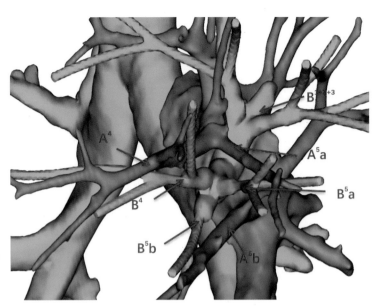

图 6-6　左上肺动脉和支气管关系（侧面观）

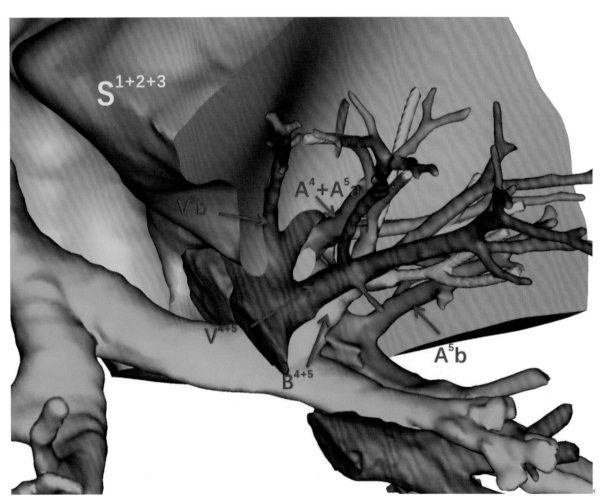

图 6-7　左上肺舌段动脉、静脉和支气管关系（前面观）

手术规划及过程

根据术前 CT 及三维重建拟行左上肺 S^{4+5} 切除术。右侧卧位，双腔气管插管，双孔法，左侧第四肋间腋前线和腋中线之间为主操作孔，长约 3 cm，左侧腋后线第六肋间为辅助孔。

手术规划

V^{4+5} → A^{5}b → B^{4+5} → Med.A^4 & Med.A^{5}a → LS^{4+5}。

手术过程

（1）将左上肺牵拉向后上方，游离斜裂和前肺门（图 6-8），切除第 11 组淋巴结（图 6-9）术中送检病理。

（2）解剖左上肺静脉最下分支 V^{4+5}，切割缝合器切断 V^{4+5}（图 6-10）。

（3）在叶间裂游离左肺动脉叶间干最靠前分支 A^{5}b，解剖并离断 A^{5}b（图 6-11）。

（4）沿着 V^{4+5} 和 A^{5}b 向上游离左上肺支气管，解剖分离出 B^{4+5} 并切断（图 6-12）。

（5）向上提拉 B^{4+5}，沿着左上肺固有叶静脉下缘解剖并离断纵隔型 Med.A^4 & Med.A^{5}a（图 6-13）。

（6）纯氧鼓肺，压力 20 ～ 30 mmHg，至上肺完全膨胀，待 10 分钟后膨胀萎陷界面清晰，即 S^4+S^5 膨胀和 S^{1+2+3} 萎陷膨胀。

（7）段门开门降维裁剪，完整切除 S^{4+5}（图 6-14）。

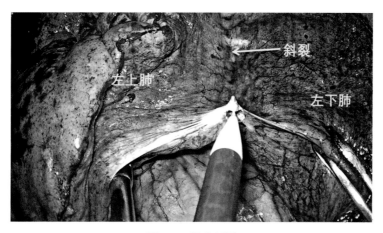

图 6-8　游离斜裂

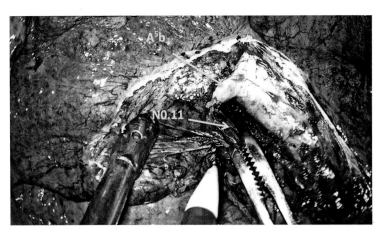

图 6-9　切除第 11 组淋巴结术中送检

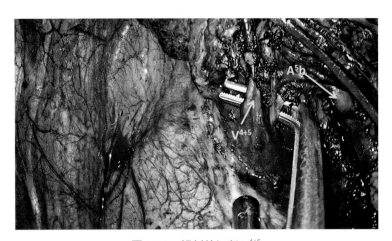

图 6-10　解剖并切断 V^{4+5}

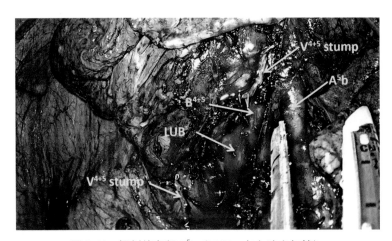

图 6-11　解剖并离断 A^5b（LUB：左上肺支气管）

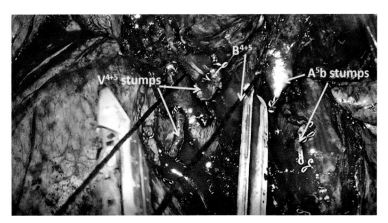

图 6-12　解剖并离断 B^{4+5}

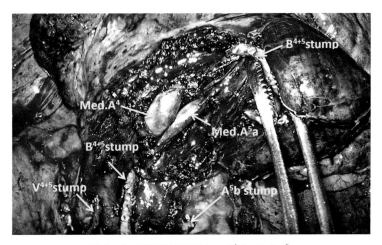

图 6-13　游离并切断 Med.A^4 & Med.A^{5}a

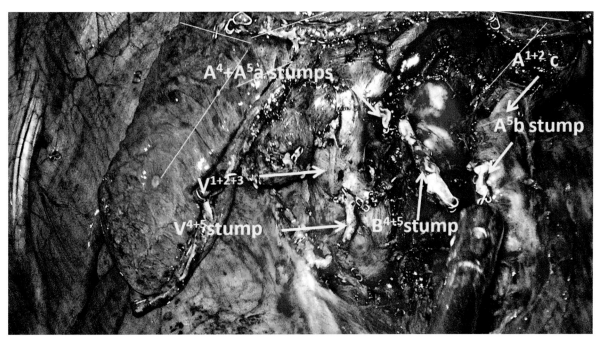

图 6-14　LS^{4+5} 切除术后段面结构

手术过程示意图

左上肺 LS^{4+5} 切除手术过程示意图（图 6-15 至图 6-28）。

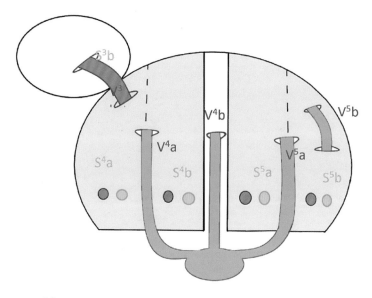

图 6-15　左上肺 S^{4+5} 切除范围降维（阴影内部分为切除范围，红圈代表动脉，绿圈代表支气管）

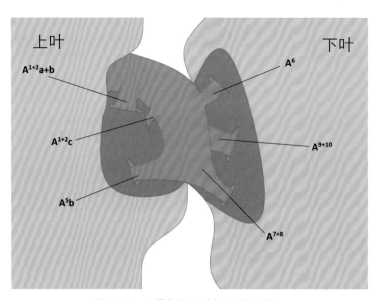

图 6-16　全景解剖（叶间动脉干观）

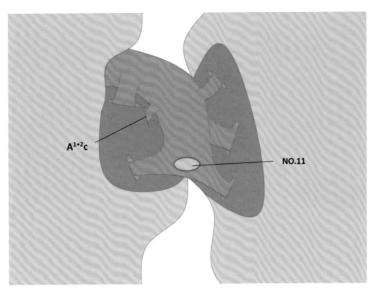

图 6-17　切除第 11 组淋巴结送检病理

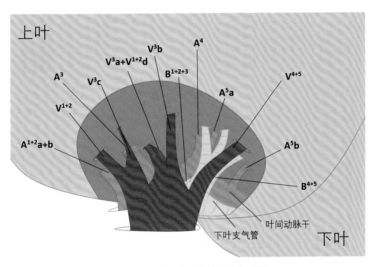

图 6-18　全景解剖（前肺门观）

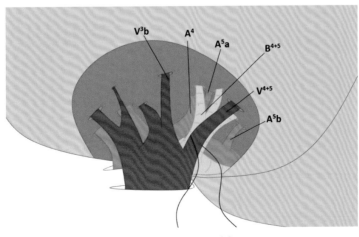

图 6-19　游离 V^{4+5}

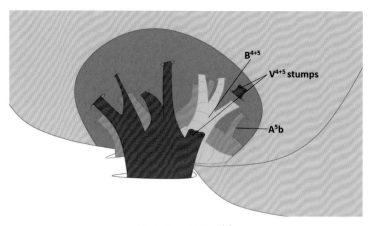

图 6-20　切断 V^{4+5}

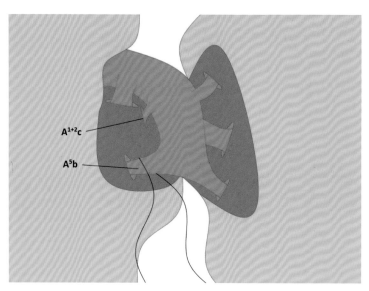

图 6-21　游离 A^{5}b

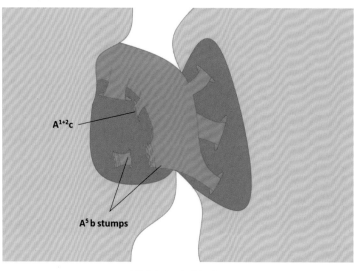

图 6-22　切断 A^{5}b

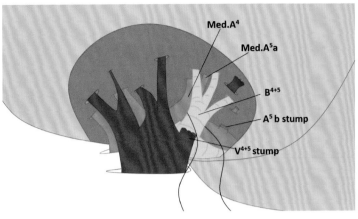

图 6-23　游离 B^{4+5}

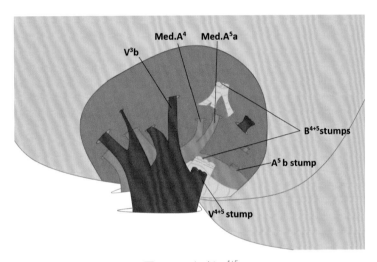

图 6-24　切断 B^{4+5}

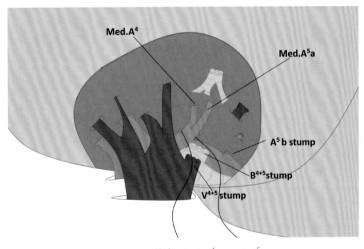

图 6-25　游离 Med.A^4&Med.A^{5}a

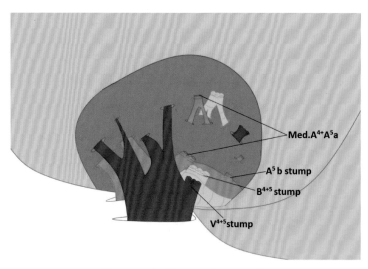

图 6-26　切断 Med.A⁴&Med.A⁵a

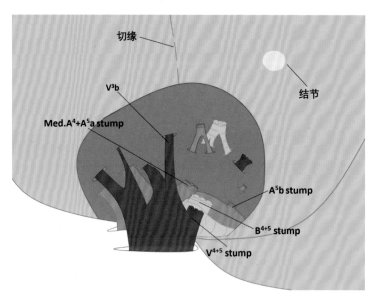

图 6-27　定位结节及切缘

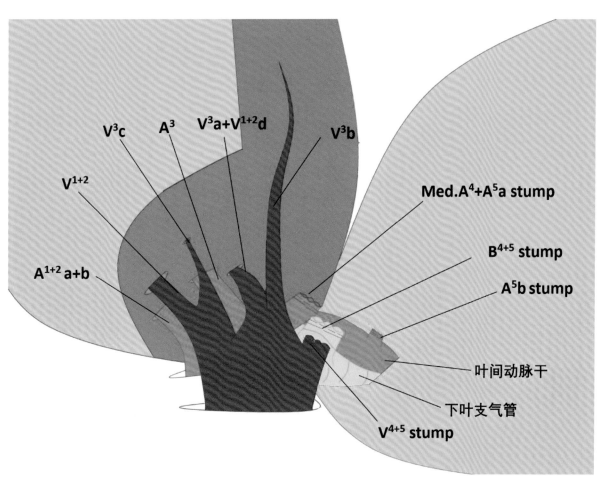

图 6-28　段面展示

手术 / 刘继先　毛广显　王俊彬

整理 / 王俊彬

审定 / 刘继先　毛广显

绘图 / 王俊彬

第七章 3D 导航左上肺前段（LS³）切除术

扫码观看手术视频

女性，56 岁，4 个月前体检发现左上肺结节，近期复查胸部 CT 发现左上肺结节增大，胸部 CT（图 7-1 至图 7-3）示左肺上叶前段磨玻璃结节大小约 22 mm × 16 mm。

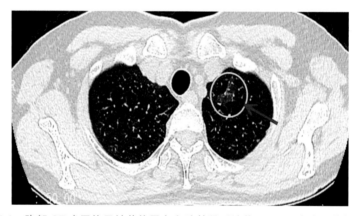

图 7-1　胸部 CT 水平位示结节位于左上肺前段（结节及 2 cm 安全切缘评估）

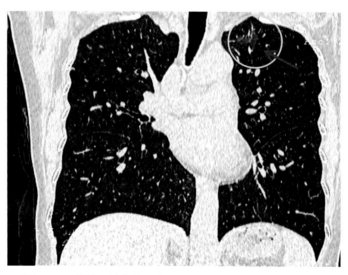

图 7-2　胸部 CT 冠状位示结节位于左上肺前段（结节及 2 cm 安全切缘评估）

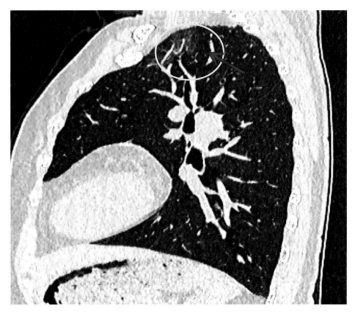

图 7-3　胸部 CT 矢状位示结节位于左上肺前段（结节及 2 cm 安全切缘评估）

术前 3D-CTBA 重建

该肺结节边缘球（以结节周围 2 cm 为界）显示左上肺前段 LS³ 切除可以满足手术安全切缘（图 7-4）。

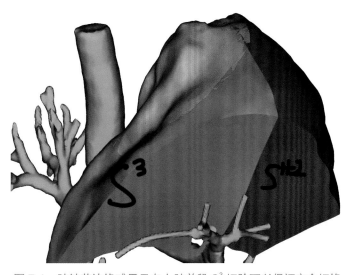

图 7-4　肺结节边缘球显示左上肺前段 S³ 切除可以保证安全切缘

解剖特点

胸部 CT 显示结节位于左上肺前段 S³，3D 重建显示左上肺前段优势，定位结节

位于左上肺 S^3，靠近 S^{1+2}。左上肺支气管（图 7-5）分为固有段支气管 B^{1+2+3} 及舌段支气管 B^{4+5}，B^{1+2+3} 分为 B^{1+2} 及 B^3，左上肺动脉（图 7-6）的 $A^{1+2}a+b$ 和 $A^{1+2}c$ 分别从肺动脉主干分出；A^3 分为 A^3b 和 A^3a+c，分别从肺动脉主干发出；A^4b 为纵隔型动脉从动脉干单独发出，A^4a 和 A^5 共干从叶间动脉干发出。V^{1+2+3} 和 V^{4+5} 分别从左上肺静脉（图 7-7）分出，V^{1+2+3} 从 B^3 下方穿过，V^3c 和 V^3a+b 分别从 V^{1+2+3} 主干分出。V^3b 是 S^3 和 S^4 段间静脉，为保证安全切缘，该病例一并切断 V^3a+b。该结节边缘球完全位于 S^3 内，并部分延伸至 S^{1+2}，需行 S^3 扩大切除术。该手术从前肺门向后游离，在 V^{1+2} 和 A^{1+2} 之间操作，由浅入深，由前至后依次切断 V^3c、A^3b、A^3a+c、V^3a+b 及 B^3。

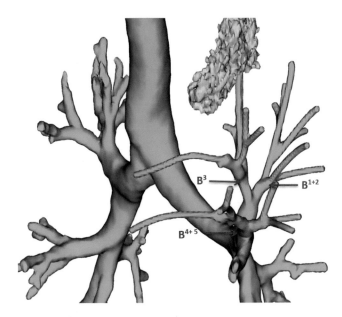

图 7-5　左上肺支气管分支（侧面观）

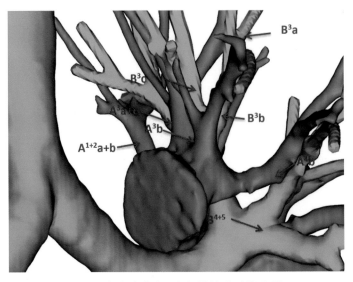

图 7-6　左上肺动脉和支气管关系（前面观）

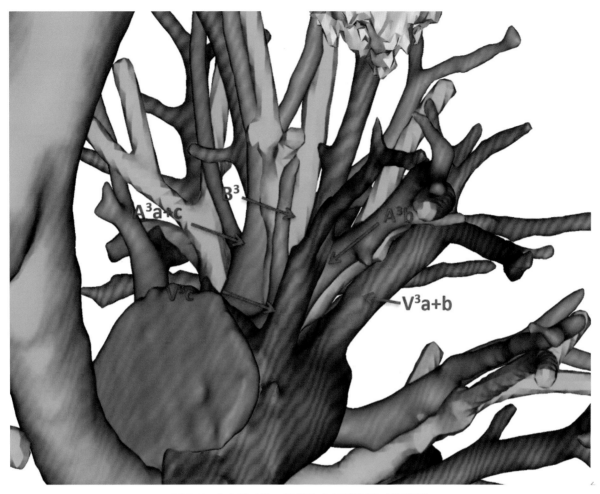

图 7-7　左上肺动脉、静脉和支气管关系（前面观）

手术规划及过程

手术规划

$V^3c \rightarrow A^3b \rightarrow A^3a+c \rightarrow V^3a+b \rightarrow LB^3$。

手术过程

（1）探查定位结节，主体位于左上肺前段，在肺结节靠近尖后段位置缝合一针标记定位结节（图 7-8），便于确定安全切缘。

（2）将左上肺向后牵拉，在肺门前方切开胸膜，切除段门第 11 组淋巴结术中送检（图 7-9）。游离 V^3c（图 7-10），结扎切断。

（3）在 V^3c 上缘解剖 A^3b（图 7-11）和 A^3a+c（图 7-12），分别切断。

（4）沿着静脉主干 V^{1+2+3} 表面分离出 V^3a+b（图 7-13），结扎切断。

（5）沿着 V^{1+2} 和 $A^{1+2}a+b$ 之间游离 B^3（图 7-14），切割缝合器缝闭。

（6）纯氧鼓肺，压力 20～30 mmHg，至上肺完全膨胀，待 10 分钟后萎陷界面清晰，即 S^3 膨胀和 S^{1+2} 萎陷膨胀。

（7）沿着膨胀萎陷界面（图 7-15）外展将 S^3 和部分 S^{1+2} 切除（图 7-16）。

术中冰冻病理报告示"左上肺结节"病变为微浸润性腺癌；"第 11 组淋巴结"未见转移癌。

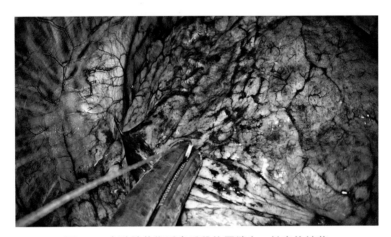

图 7-8　在肺结节靠近尖后段位置缝合一针定位结节

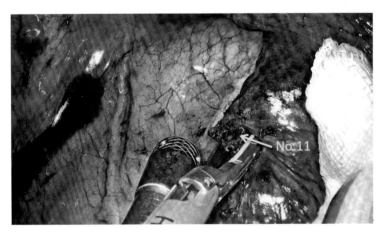

图 7-9　切除第 11 组淋巴结且术中送检

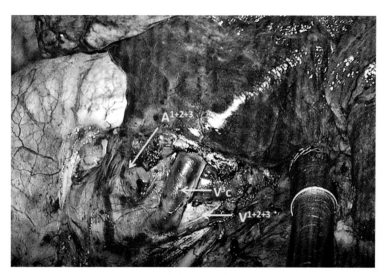

图 7-10　解剖游离 V³c 并切断

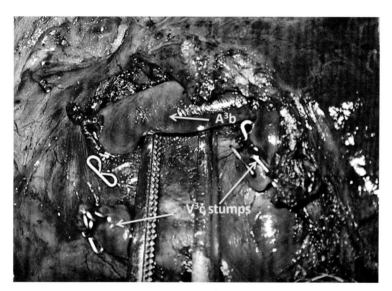

图 7-11　游离 A³b 并切断

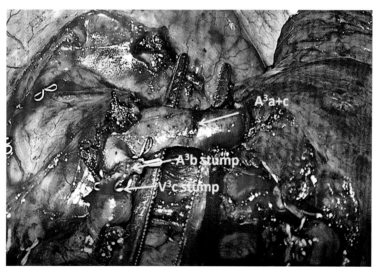

图 7-12　解剖并切断 A³a+c

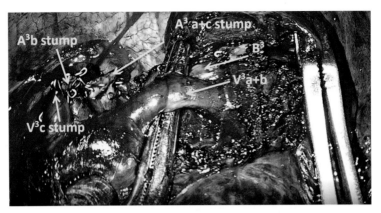

图 7-13　游离并切断 V³a+b

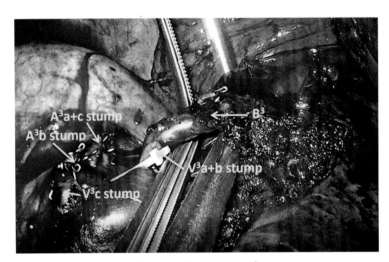

图 7-14　游离并缝闭 B³

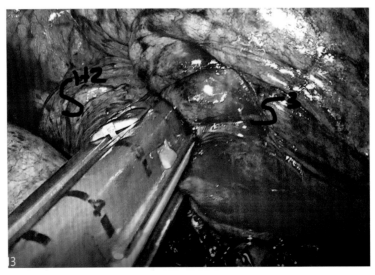

图 7-15　沿着膨胀萎陷界面降维裁肺

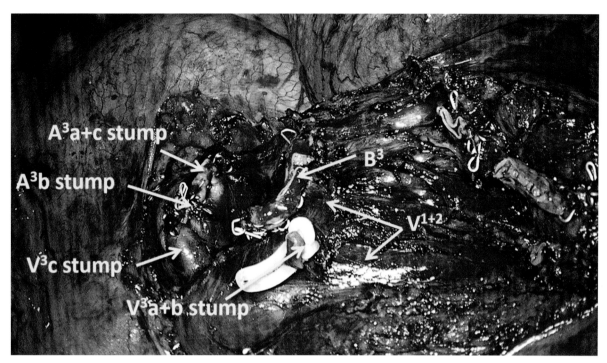

图 7-16　术后段面残端标示

手术过程示意图

左上肺前段 LS³ 切除手术过程示意图（图 7-17 至图 7-30）。

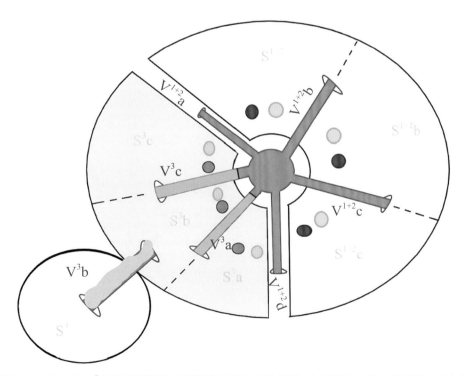

图 7-17　左上肺 S³ 切除范围降维（阴影内部分为切除范围，红圈代表动脉，绿圈代表支气管）

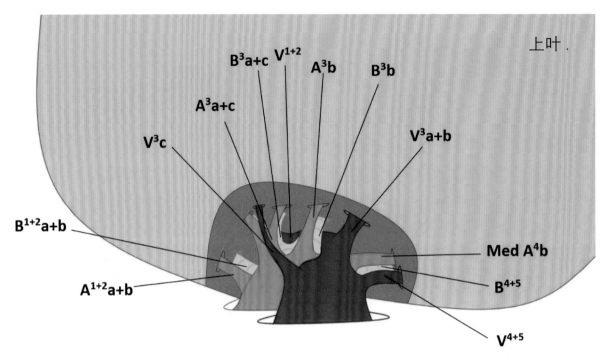

图 7-18　全景解剖（前肺门观）

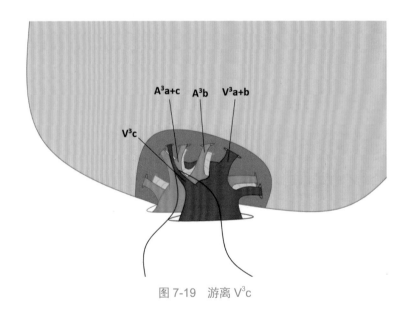

图 7-19　游离 V³c

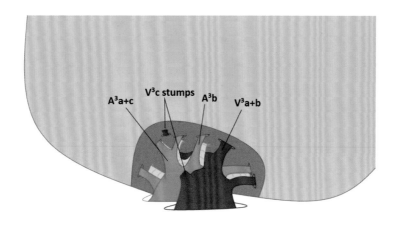

图 7-20　切断 V³c

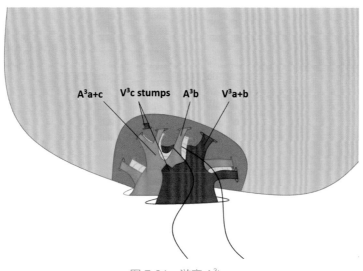

图 7-21　游离 A³b

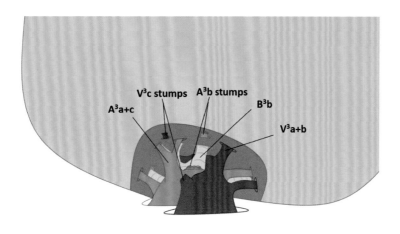

图 7-22　切断 A³b

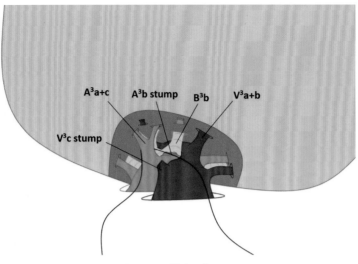

图 7-23　游离 A³a+c

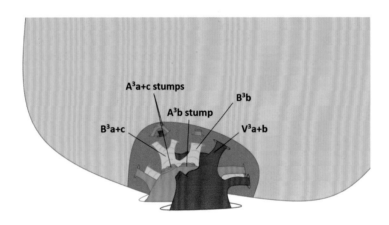

图 7-24　切断 A³a+c

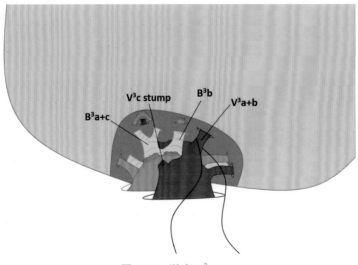

图 7-25　游离 V³a+b

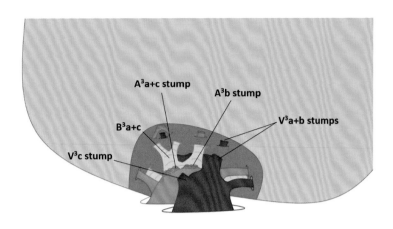

图 7-26　切断 V^{3}a+b

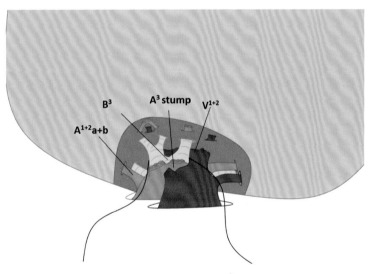

图 7-27　游离 B^3

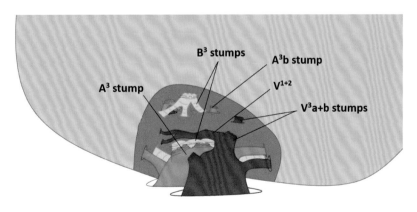

图 7-28　切断 B^3

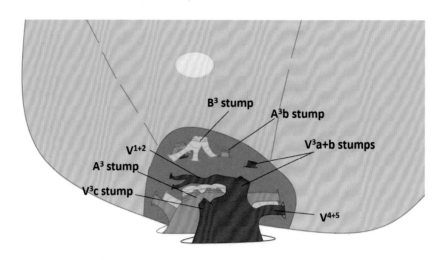

图 7-29　定位结节及切缘

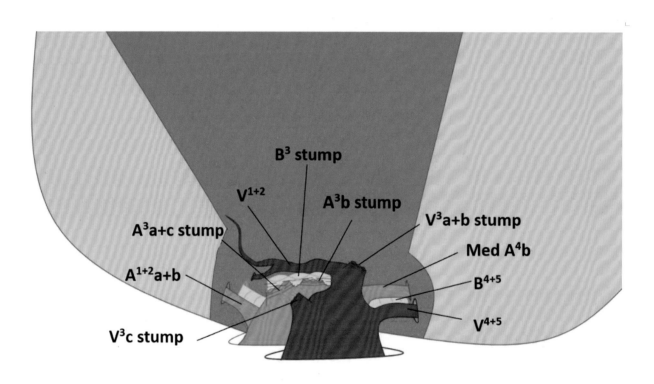

图 7-30　段面展示

术者 / 刘继先　李小强　栾昕宇

整理 / 岳巍

审定 / 刘继先　毛广显

绘图 / 王俊彬

第八章　3D 导航右上肺尖段(RS^1) 切除术

扫码观看手术视频

病历摘要

女性，43 岁，4 个月前体检发现右上肺结节，抗感染治疗 2 周，2 个月后复查，GGO 无明显变化。胸部 CT（图 8-1 至图 8-3）示右肺上叶尖段纯磨玻璃结节大小约 8 mm × 8 mm。

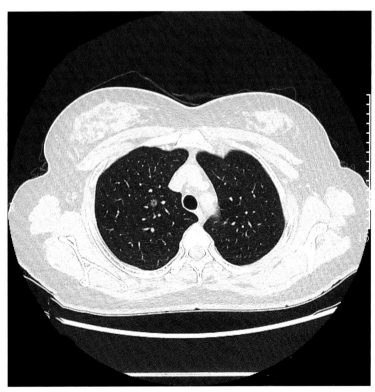

图 8-1　胸部 CT 水平位示结节位于右上肺 S^1 内（结节及 2 cm 安全切缘评估）

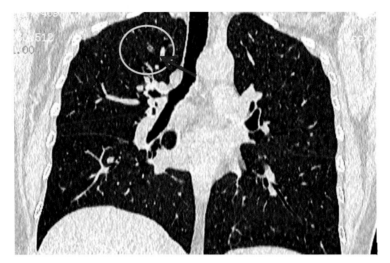

图 8-2　胸部 CT 冠状位示结节位于右上肺 S^1 内（结节及 2 cm 安全切缘评估）

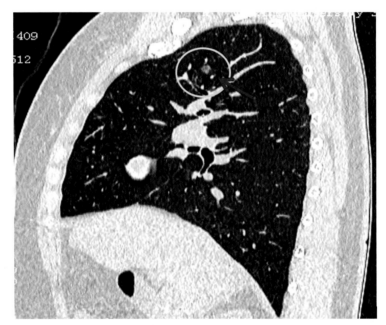

图 8-3　胸部 CT 矢状位示结节位于右上肺 S^1 内（结节及 2 cm 安全切缘评估）

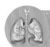 **术前 3D-CTBA 重建**

　　该肺结节安全球（以结节周围 2 cm 为界）显示右上肺尖段 S¹ 切除可以满足手术安全切缘（图 8-4）。

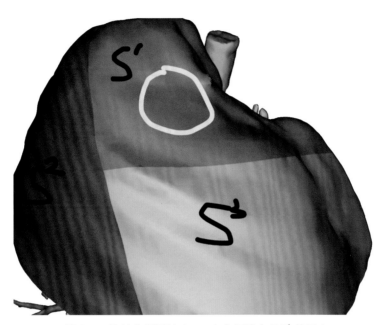

图 8-4　肺结节周围的 2 cm 安全切缘在 RS¹ 范围内

解剖特点

　　右上肺支气管（图 8-5）分为尖段支气管（B¹）、后段支气管（B²）和前段支气管（B³），其中尖段支气管和后段支气管共干发出。右上肺尖段动脉（图 8-6）分为单独的 A¹b、与 RecA² 共干发出的 A¹a。尖段静脉 V¹a 是段内静脉（图 8-7），需要切断；V¹b 是 S¹ 和 S³ 的段间静脉，需要保留。V²a 在 B¹ 和 B³ 之间走向 S² 和 S¹ 交界，在其上方解剖就是 S¹ 界线（图 8-8）。该病例需要切断 V¹a、A¹b、A¹a 及 B¹。

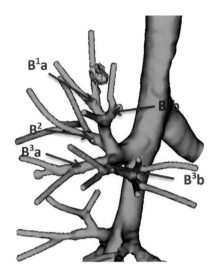

图 8-5　右上肺支气管分支（侧面观）

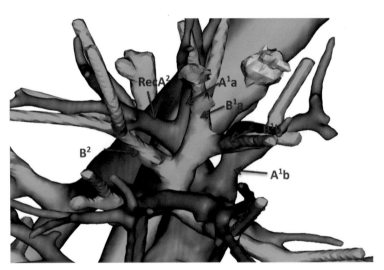

图 8-6　右上肺支气管和动脉关系（侧面观）

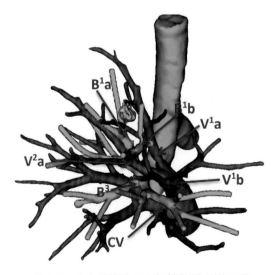

图 8-7　右上肺静脉和支气管关系（侧面观）

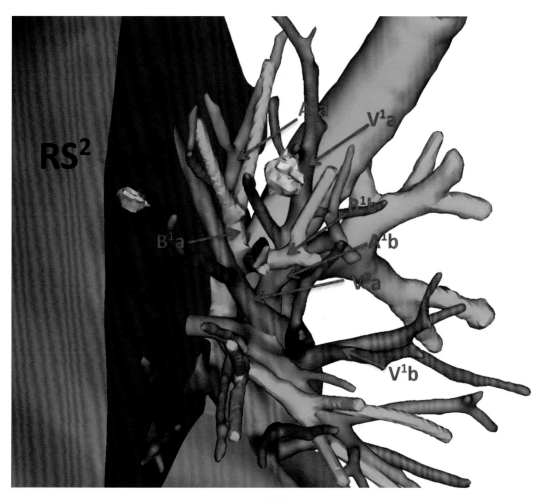

图 8-8　右上肺支气管和动脉、静脉关系（侧面观）

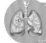 **手术规划及过程**

手术规划

$V^1a \rightarrow A^1b \rightarrow A^1a \rightarrow RB^1$。

手术过程

（1）切口选择右侧腋中线第三肋间和腋后线第五肋间（图 8-9）。

（2）定位结节位于右上肺尖段将上肺向后牵拉，在肺门前方切开胸膜，切除段门第 12 组淋巴结送检（图 8-10，图 8-11）。

（3）按照 3D 导航指引，游离表浅的段内静脉 V^1a（图 8-12），用 4-0 丝线结扎切断 V^1a（图 8-13）。

（4）在肺静脉上缘解剖单支的 A^1b（图 8-14）并切闭，解剖共干的 A^1a（图 8-15）并用 4-0 丝线结扎切断，注意保护 $RecA^2$。

（5）在 $RecA^2$ 内侧和 V^2a 表面上方分离 B^1（图 8-16），切割缝合器缝闭（图 8-17）。

（6）纯氧鼓肺，压力 20 ～ 30 mmHg，至上肺完全膨胀，待 10 分钟后萎陷界面清晰，即 S^1 膨胀和 S^2、S^3 萎陷（图 8-18，图 8-19）。

（7）沿着膨胀萎陷界面将 S^1 段切除（图 8-20）。

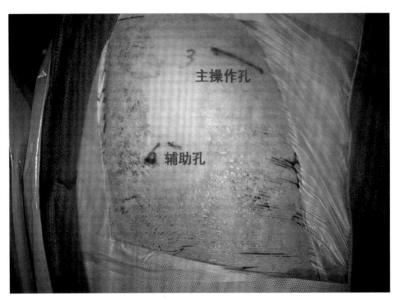

图 8-9　手术切口选择（主操作孔位于第三肋腋中线长约 3 cm，辅助孔位于第六肋腋后线长约 0.5 cm）

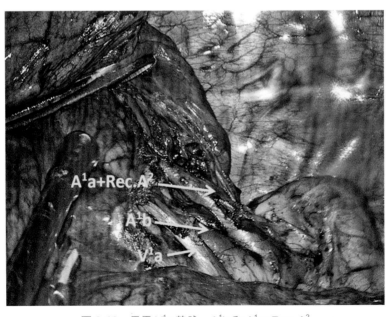

图 8-10　显露 V^1a 静脉，A^1b 和 $A^1a+Rec.A^2$

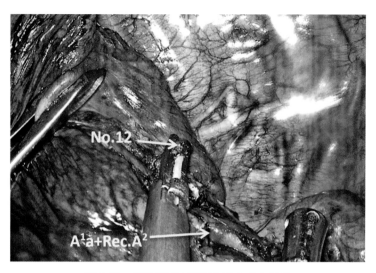

图 8-11　切除第 12 组淋巴结并术中送检

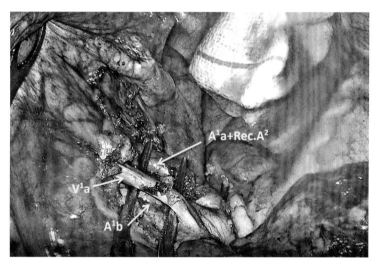

图 8-12　游离 V[1]a

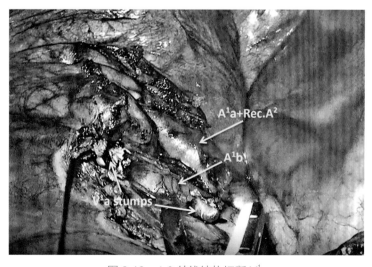

图 8-13　4-0 丝线结扎切断 V[1]a

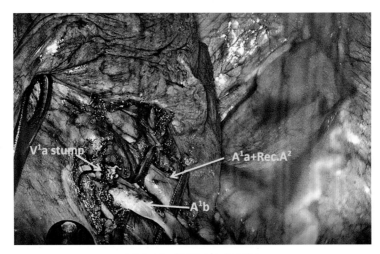

图 8-14　游离 A^{1}b 并切闭

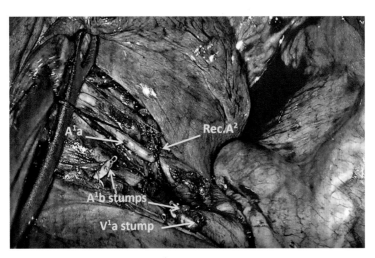

图 8-15　显露 A^{1}a 并用 4-0 丝线结扎切断

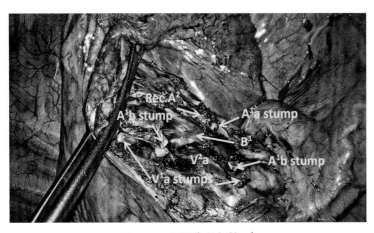

图 8-16　显露尖段气管 B^1

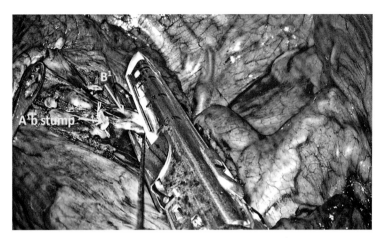

图 8-17　切割缝合器切断尖段气管 B¹

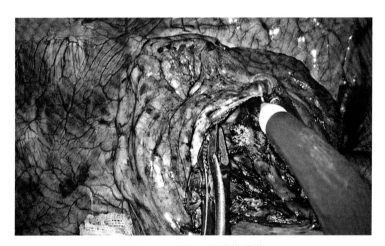

图 8-18　段门开门降维裁剪

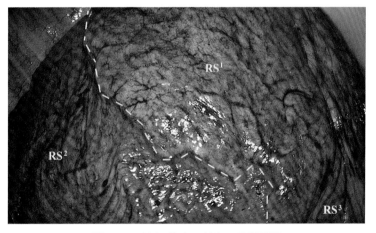

图 8-19　纯氧鼓肺，膨胀 – 萎限界面

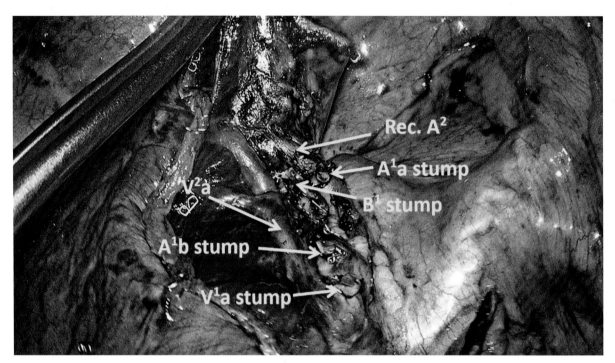

图 8-20　段面解剖

手术过程示意图

右上肺尖段（RS^1）切除手术过程示意图（图 8-21 至图 8-31）。

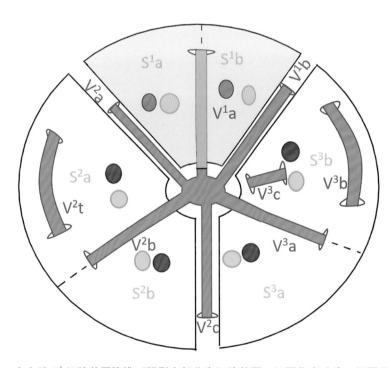

图 8-21　右上肺 S^1 切除范围降维（阴影内部分为切除范围，红圈代表动脉，绿圈代表支气管）

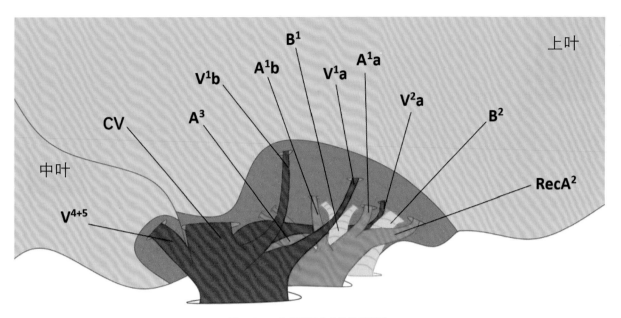

图 8-22　全景解剖（前肺门观）

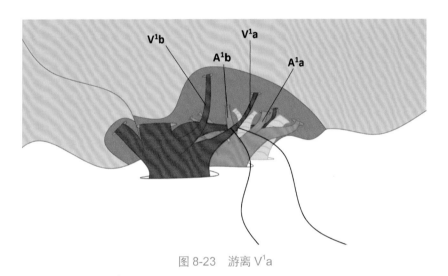

图 8-23　游离 V^{1}a

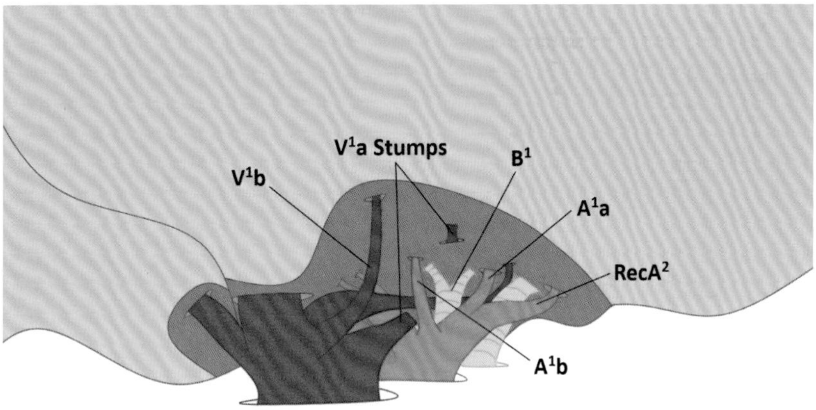

图 8-24　切断 V^{1}a

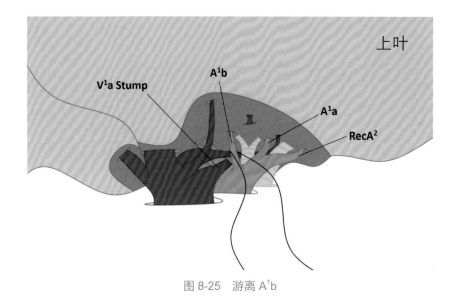

图 8-25　游离 A^{1}b

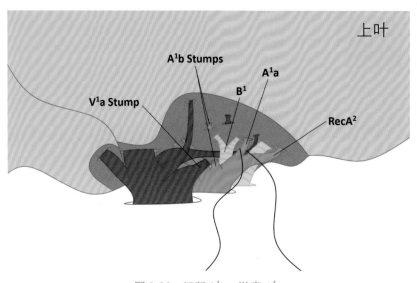

图 8-26　切断 A^{1}b，游离 A^{1}a

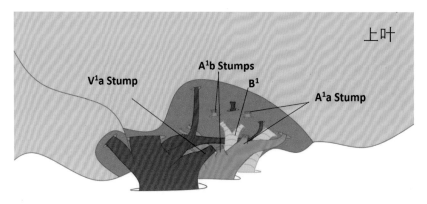

图 8-27　切断 A^{1}a

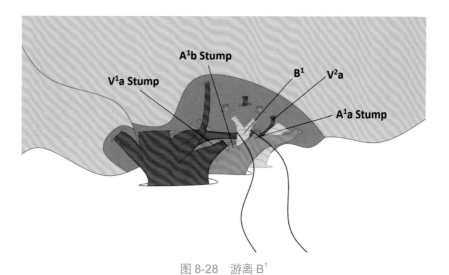

图 8-28　游离 B¹

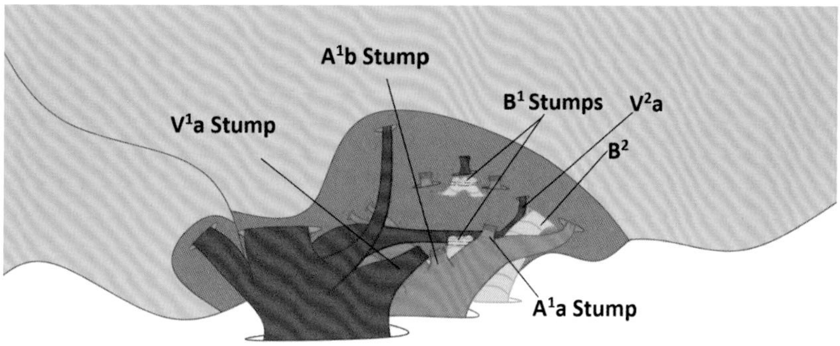

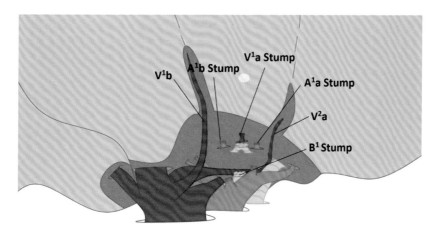

图 8-29　切断 B¹

图 8-30　定位结节及切缘

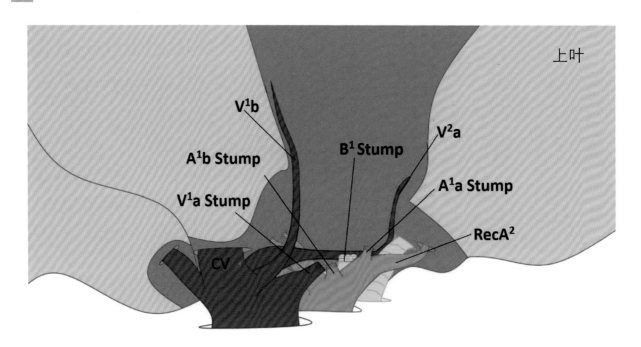

图 8-31　段面展示

术者 / 刘继先　李小强　栾昕宇

整理 / 李小强

审定 / 刘继先　毛广显

绘图 / 王俊彬

第九章　3D 导航右上肺后段(RS²)扩大切除术

扫码观看手术视频

病历摘要

　　女性，65 岁，体检时胸部 CT 发现右肺上叶后段纯磨玻璃结节大小约 15 mm × 11 mm，抗感染治疗 2 周，其后观察 2 个月，GGO 未有明显变化。胸部 CT（图 9-1 至图 9-3）显示结节位于右上肺后段（S^2），安全切缘靠近前段（S^3）。

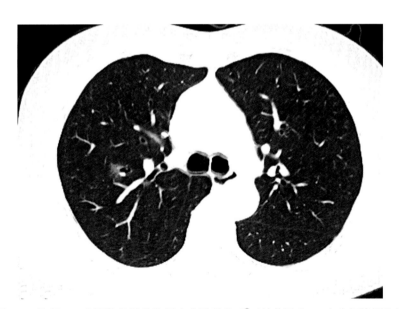

图 9-1　胸部 CT 水平位示结节位于右上肺后段 S^2（结节及 2 cm 安全切缘评估）

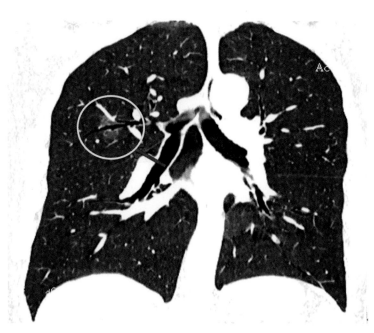

图 9-2　胸部 CT 冠状位示结节位于右上肺后段 S^2（结节及 2 cm 安全切缘评估）

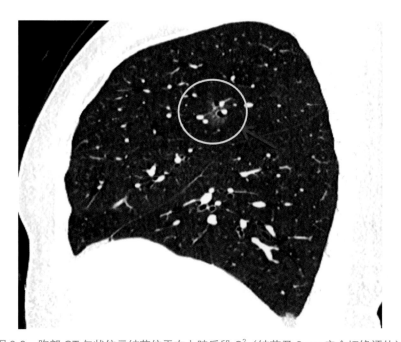

图 9-3　胸部 CT 矢状位示结节位于右上肺后段 S^2（结节及 2 cm 安全切缘评估）

术前 3D–CTBA 重建

　　该肺结节安全球（以结节周围 2 cm 为界）显示右上肺后段 S^2 扩大切除术可以满足手术安全切缘（图 9-4）。

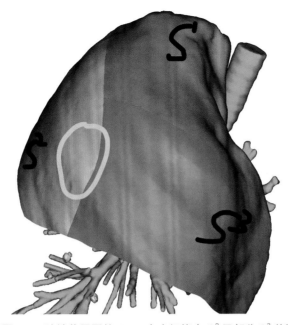

图 9-4　肺结节周围的 2 cm 安全切缘在 S² 及部分 S³ 范围内

解剖特点

　　右上肺支气管（图 9-5）分为尖段支气管（B¹）、后段支气管（B²）和前段支气管（B³）。右上肺动脉（图 9-6）的上干动脉包括前段动脉（A³）和尖段动脉（A¹）和后段返支动脉（Rec.A²），后段后升动脉（Asc.A²）从右肺动脉叶间干分出，支配 S²b 和部分 S²a。V¹b 和 V³a 单独汇入右上肺静脉干（图 9-7），尖段段内静脉（V¹a）汇入中心静脉（CV），后段静脉（V²a、V²b 和 V²c）合成中心静脉，V²b 是后段的段内静脉，需切断。该病灶边界球靠近前段，故需要切断 V³c 以扩大切缘。该手术需要切断 Rec.A²、Asc.A²、V²b、V²c 和 B²，保留 V²a。

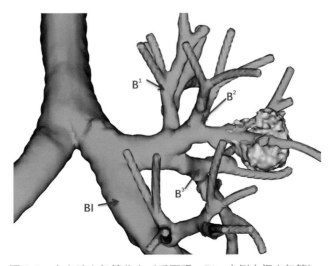

图 9-5　右上肺支气管分支（后面观；BI：右侧中间支气管）

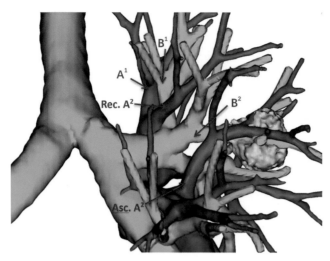

图 9-6　右上肺动脉和支气管关系（后面观）

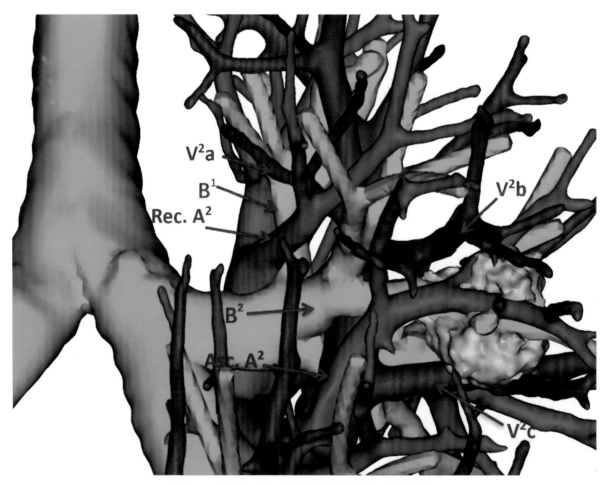

图 9-7　右上肺动脉、静脉和支气管关系（后面观）

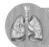 **手术规划及过程**

手术规划

Asc.A^2 → B^2 → Rec. A^2 → V^{2}c → V^{2}b → RS^2。

手术过程

（1）左侧卧位，双腔气管插管，双孔法（操作孔 + 观察孔），左侧第四腋中线 3 cm 主操作孔及进镜孔，腋后线第七腋后线 1 cm 为牵拉孔。

（2）打开斜裂后部分，切除第 11 组淋巴结（图 9-8）并术中送检，解剖并离断 Asc.A^2（图 9-9）。

（3）切除后段和前段支气管之间的第 12 组淋巴结（图 9-10），送术中冰冻病理检查，注意保护前方的前段动脉。

（4）中心静脉位于 B^2 和 B^3 之间，在中心静脉后方解剖并离断 B^2（图 9-11）。

（5）将上肺牵向前下方，游离右肺动脉上干的最后一个分支 Rec. A^2（图 9-12），切断。

（6）从叶间裂解剖并离断 V^{2}c（图 9-13），以扩大切除范围。

（7）沿着中心静脉向远心端游离 V^{2}b 和 V^{2}a 静脉，解剖并离断 V^{2}b（图 9-14），注意保护 V^{2}a。

（8）纯氧鼓肺，压力 20 ～ 30 mmHg，至上肺完全膨胀，待 10 分钟后萎陷界面清晰，即 S^2 膨胀和 S^{1+3} 萎陷（图 9-15）。

（9）段门开门降维裁剪，完整切除 S^2 及部分 S^3（图 9-16）。

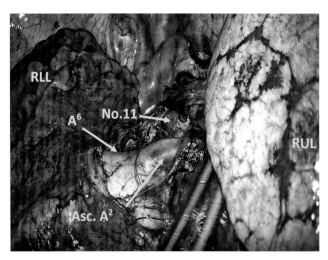

图 9-8　切除第 11 组淋巴结并术中送检，显露 Asc.A^2 升支（RUL：右上肺；RLL：右下肺）

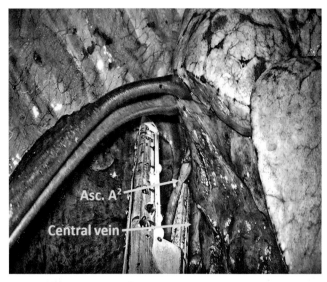

图 9-9　显露 Asc.A^2 升支动脉后使用切割缝合器切断

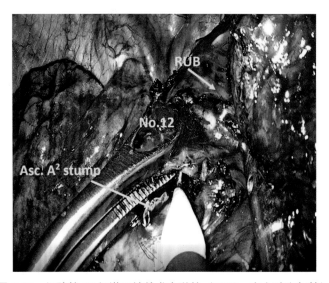

图 9-10　切除第 12 组淋巴结并术中送检（RUB：右上肺支气管）

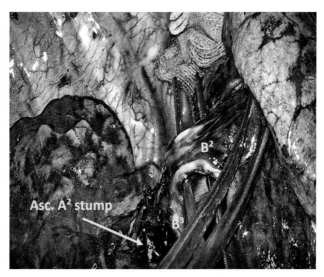

图 9-11　显露并切断 B²

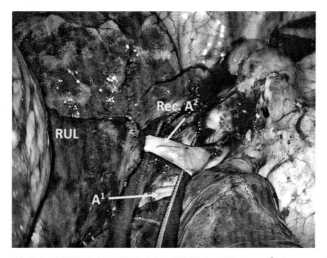

图 9-12　从前上肺门游离并切断右上肺后段返支动脉 Rec.A²（RUL：右上肺）

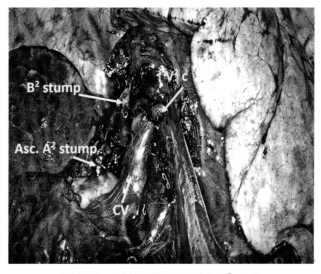

图 9-13　从叶间裂游离并结扎 V²c 静脉

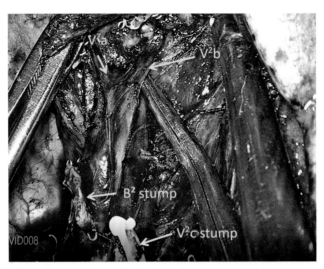

图 9-14 进一步向上游离 V²b 和 V²a 静脉，结扎并切断 V²b，保留 V²a

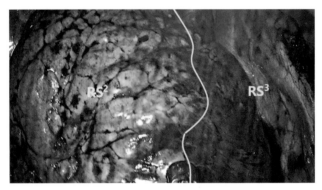

图 9-15 纯氧鼓肺，膨胀 – 萎陷界限

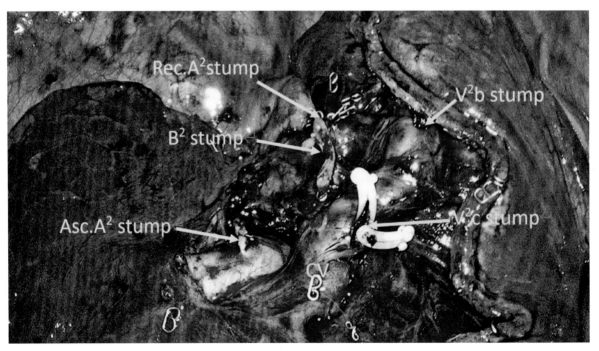

图 9-16 术后段面各结构标示

手术过程示意图

右上肺后段（RS²）扩大切除手术过程示意图（图 9-17 至图 9-29）

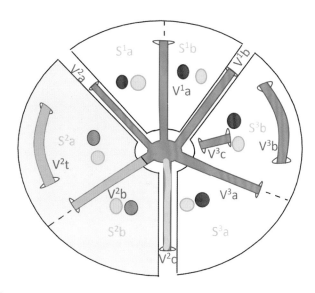

图 9-17　右上肺 S² 扩大切除范围降维（阴影内部分为切除范围，红圈代表动脉，绿圈代表支气管）

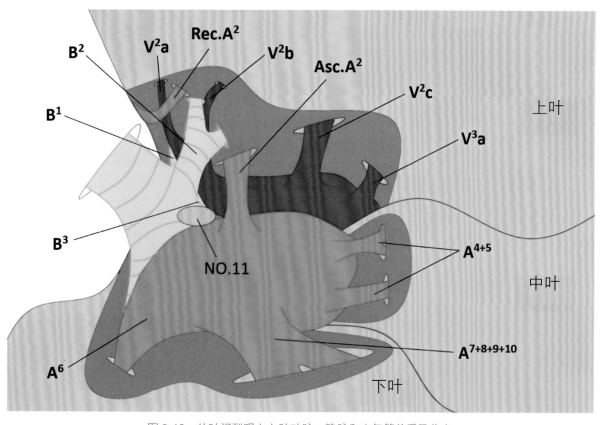

图 9-18　从叶间裂观右上肺动脉、静脉和支气管关系及分支

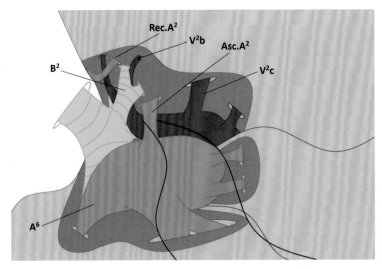

图 9-19　游离、结扎右上肺升支动脉 Asc.A^2

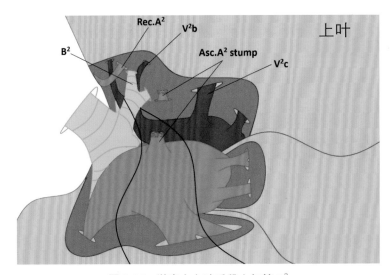

图 9-20　游离右上肺后段支气管 B^2

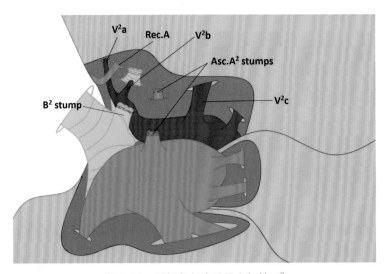

图 9-21　切断右上肺后段支气管 B^2

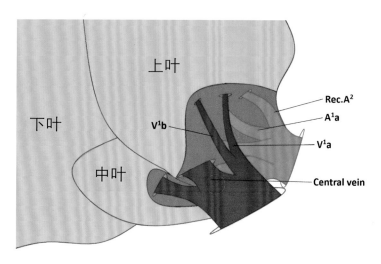

图 9-22　从前肺门观右上肺动脉和静脉关系

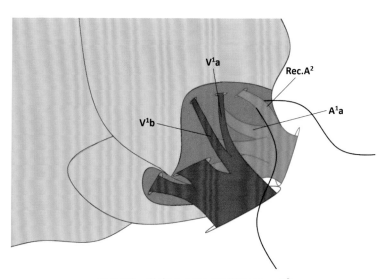

图 9-23　游离右上肺动脉返支 Rec.A²

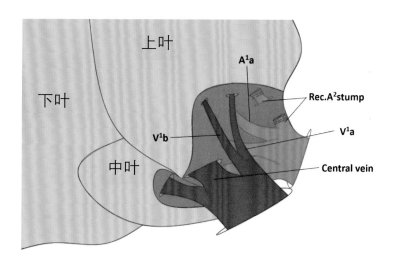

图 9-24　结扎右上肺动脉返支 Rec.A²

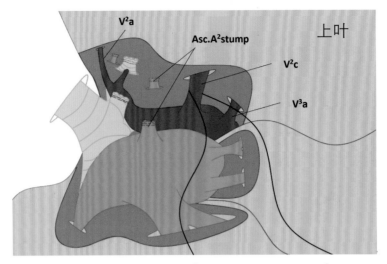

图 9-25   由于肺结节安全切缘靠近 S^3，游离、切断段间静脉 V^2c 扩大切缘

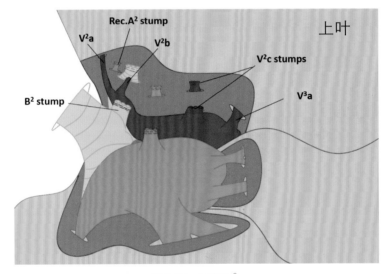

图 9-26   切断 V^2c

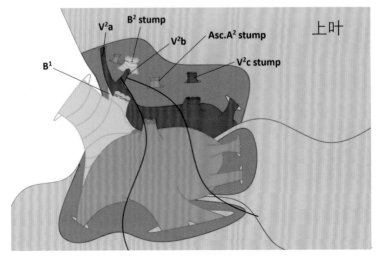

图 9-27   游离 S^2 的段内静脉 V^2b

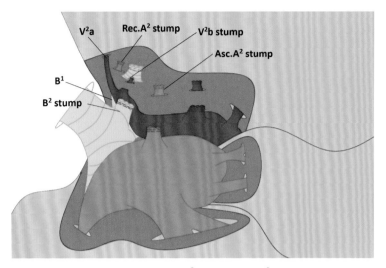

图 9-28　切断 S² 的段内静脉 V²b

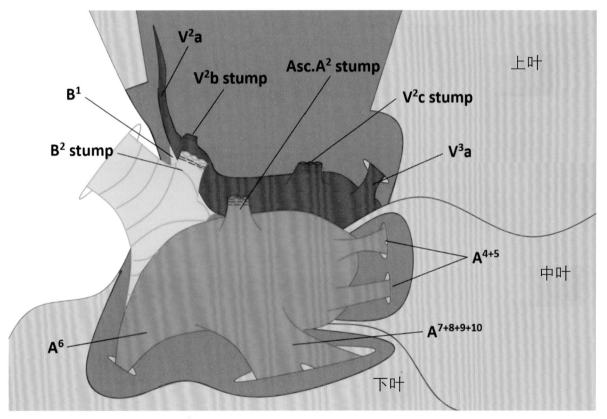

图 9-29　S² 切除后段面解剖

术者 / 刘继先　毛广显　李小强

整理 / 李小强

审定 / 刘继先　毛广显

绘图 / 王俊彬

第十章 3D导航右上肺前段(RS³)切除术

扫码观看手术视频

病历摘要

女性，49岁，体检时胸部CT发现右上肺前段混合磨玻璃结节，大小约16 mm×15 mm，抗感染治疗，2个月后复查胸部CT，结节大小未见明显变化，胸部CT显示结节位于右上肺S³内（图10-1至图10-3）。

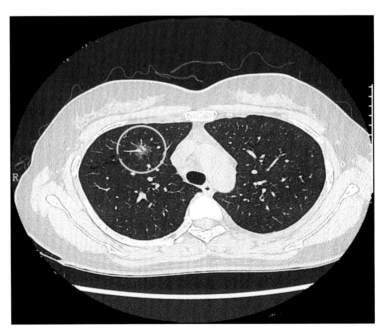

图10-1 胸部CT水平位示结节位于右上肺S³内（结节及2 cm安全切缘评估）

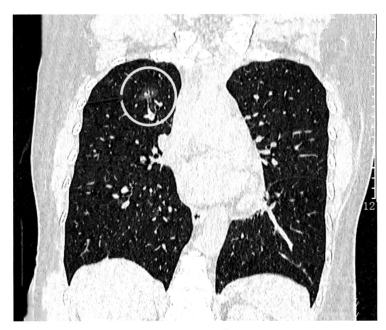

图 10-2　胸部 CT 冠状位示结节位于右上肺 S³ 内（结节及 2 cm 安全切缘评估）

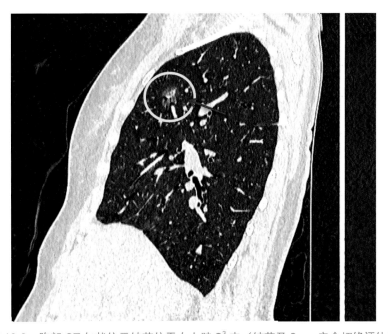

图 10-3　胸部 CT 矢状位示结节位于右上肺 S³ 内（结节及 2 cm 安全切缘评估）

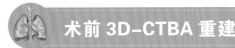

术前 3D-CTBA 重建

该肺结节安全球（以结节周围 2 cm 为界）显示右上肺前段（S^3）切除可以满足手术安全切缘（图 10-4）。

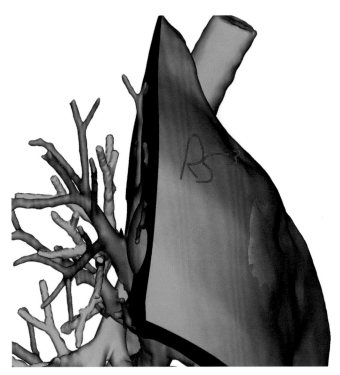

图 10-4　右上肺结节安全球和肺段界面关系（侧面观）

解剖特点

右上肺支气管（图 10-5）分为尖后段共干（B^1+B^2）和优势前段支气管（B^3），B^3 分为共干的 B^3a+B^3bi 及 B^3bii。右上肺尖段动脉（A^1）单支从右上肺动脉上干（图 10-6）发出；后段动脉（A^2）单支从叶间肺动脉干发出，前段动脉分为 2 支，一支为 A^3a+A^3bi 共干发出，另一支为 A^3bii 单独发出。右上肺静脉（图 10-7，图 10-8）：从肺门前方走行的 V^3c 为 S^3b 的段内静脉，V^3a 为 S^3a 和 S^3b 的段间静脉，均需要切断，V^3b 走行在 S^3 下方，是 S^3 与右肺中叶的段间静脉，需要保留；中心静脉（$V^1a+V^1b+V^2a\text{-}c+V^3a$）从 B^1 和 B^2 之间会合走行在 B^3 下方，回流右上肺尖后段（S^1+S^2）静脉。该病变的边缘球全包在优势前段内（S^3），故行 S^3 切除术，需要切断 V^3c、A^3a+A^3bi 共干、A^3bii、V^3a 及 B^3（图 10-9），可从肺门前向后单向切除 RS^3。

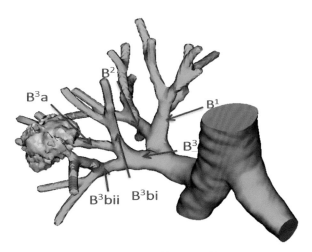

图 10-5　右上肺支气管分支（前面观）

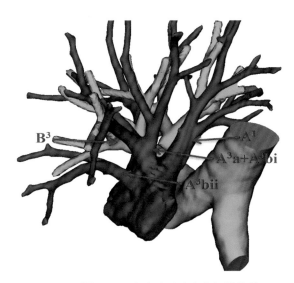

图 10-6　右上肺动脉和支气管关系

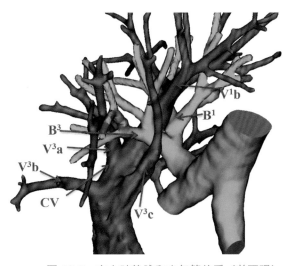

图 10-7　右上肺静脉和支气管关系（前面观）

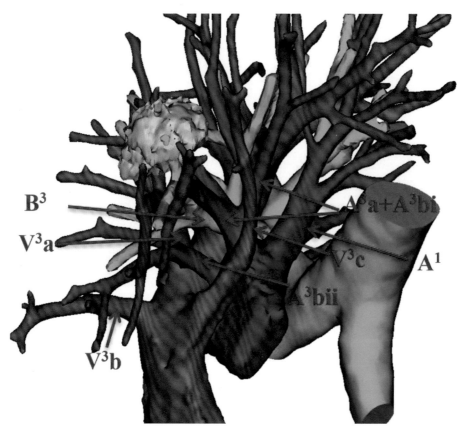

图 10-8　右上肺动脉、静脉和支气管关系（前面观）

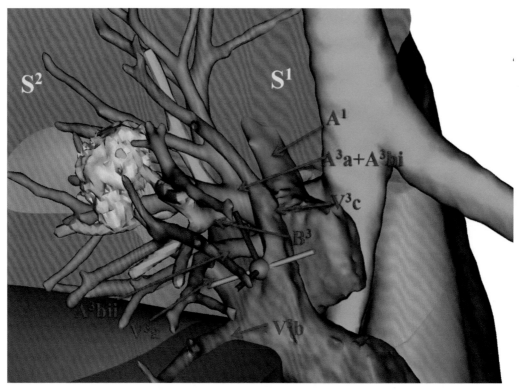

图 10-9　右上肺动脉、静脉和支气管关系（前面观）

手术规划及过程

根据术前胸部 CT 及三维重建拟行 RS³ 切除术。

规划方案

左侧卧位，双腔气管插管，单孔法，右侧第四腋中线 4 cm 为主操作孔和进镜孔，右侧腋后线第六肋间为辅助孔。

手术规划

$V^3c \rightarrow A^3a + A^3bi \& A^3bii \rightarrow V^3a \rightarrow B^3 \rightarrow RS^3$。

手术过程

（1）探查定位结节，主体位于右肺上叶前段。

（2）将上肺向后牵拉，在肺门前方切开胸膜。

（3）按照 3D 导航指引，在前肺门游离 V^3c（图 10-10），结扎切断 V^3c（图 10-11）。

（4）在 V^3c 断端下方解剖 $A^3a + A^3bi$ 及 A^3bii（图 10-12），并显露 A^1，切割缝合器切断 A^3。

（5）切除第 12 组淋巴结（图 10-13），送术中快速冰冻病理检验。

（6）在中心静脉（CV）表面游离 V^3a（图 10-14），结扎切断。

（7）继续沿着 CV 表面游离 B^3（图 10-15），切割缝合器缝闭。

（8）纯氧鼓肺，压力 20 ～ 30 mmHg，至上肺完全膨胀，待 10 分钟后萎陷界面清晰，即 S^3 膨胀和 $S^1 + S^2$ 萎陷（图 10-16）。

（9）沿着膨胀萎陷界面将 S^3 切除（图 10-17，图 10-18）。

术后病理为右上肺浸润性腺癌，第 12 组淋巴结阴性。

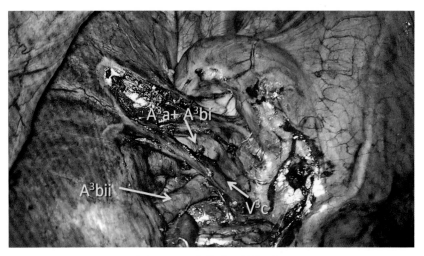

图 10-10　在前肺门游离 V³c

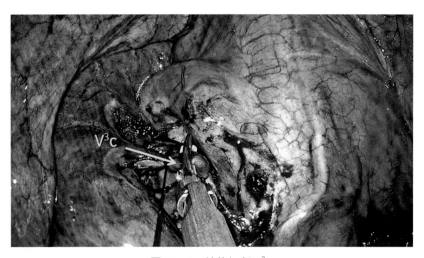

图 10-11　结扎切断 V³c

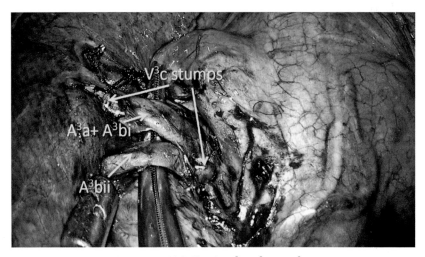

图 10-12　游离并切断 A³a+A³bi 及 A³bii

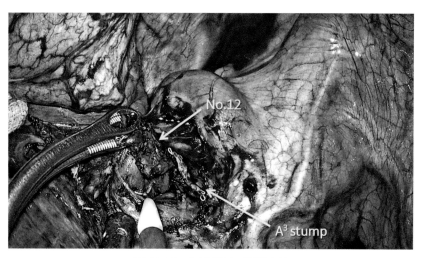

图 10-13　切除第 12 组淋巴结

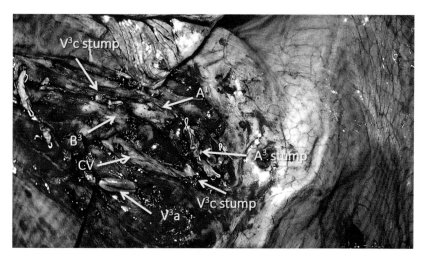

图 10-14　游离、结扎 V³a（CV：中心静脉）

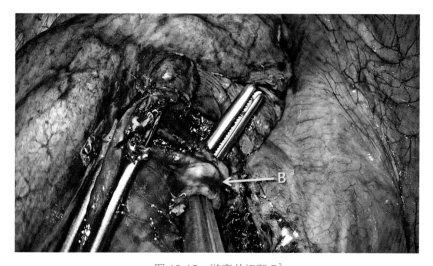

图 10-15　游离并切断 B³

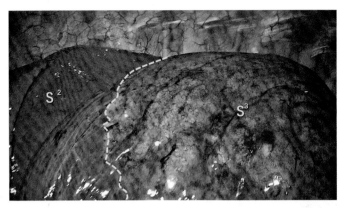

图 10-16　纯氧鼓肺，膨胀 – 萎陷法确定段间平面

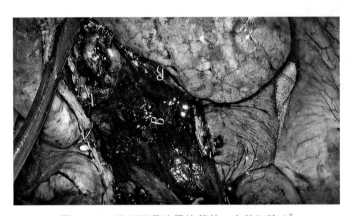

图 10-17　沿膨胀萎陷界线裁剪，完整切除 S³

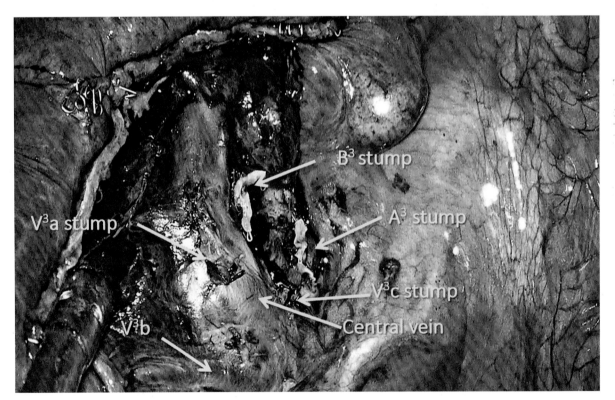

图 10-18　术后段面结构标示

手术过程示意图

右上肺前段 S³ 切除手术过程示意图（图 10-19 至图 10-30）。

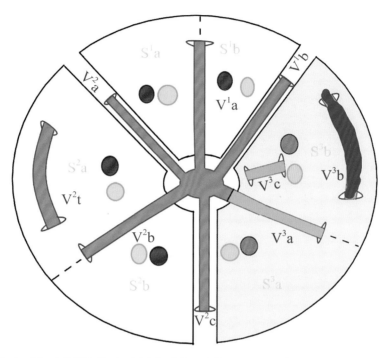

图 10-19 右上肺 S³ 切除范围降维（阴影内部分为切除范围，红圈代表动脉，绿圈代表支气管）

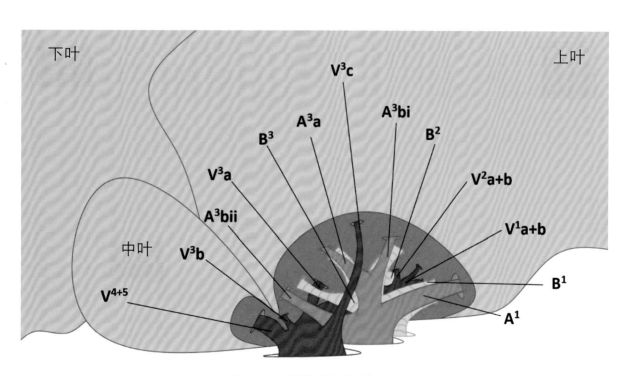

图 10-20 全景解剖（前肺门观）

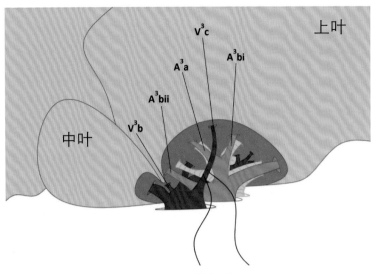

图 10-21　游离 V³c

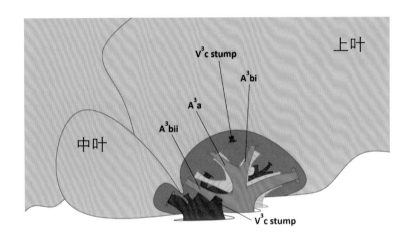

图 10-22　切断 V³c

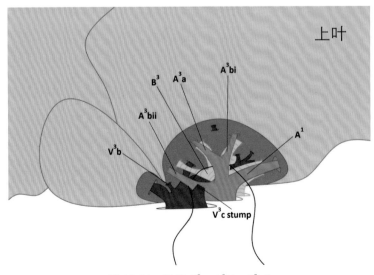

图 10-23　游离 A³a+A³bi、A³bii

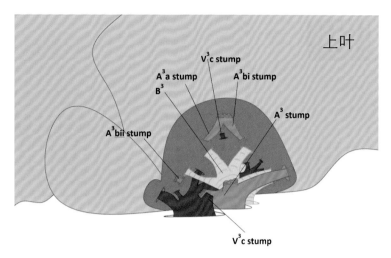

图 10-24　切断 A³a+A³bi、A³bii

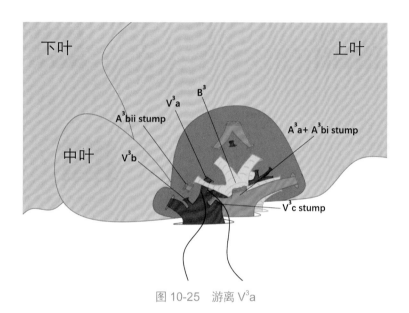

图 10-25　游离 V³a

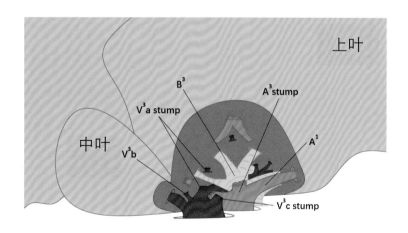

图 10-26　切断 V³a

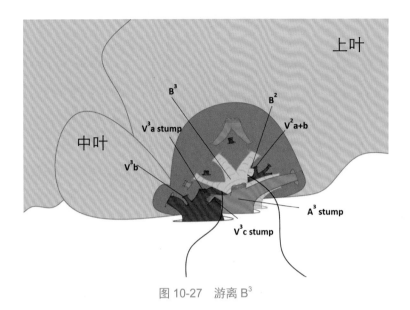

图 10-27　游离 B^3

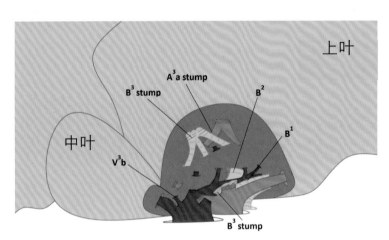

图 10-28　切断 B^3

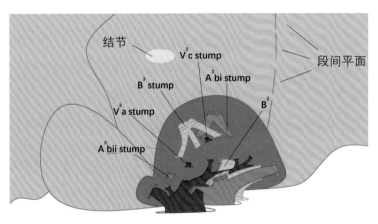

图 10-29　定位结节及切缘

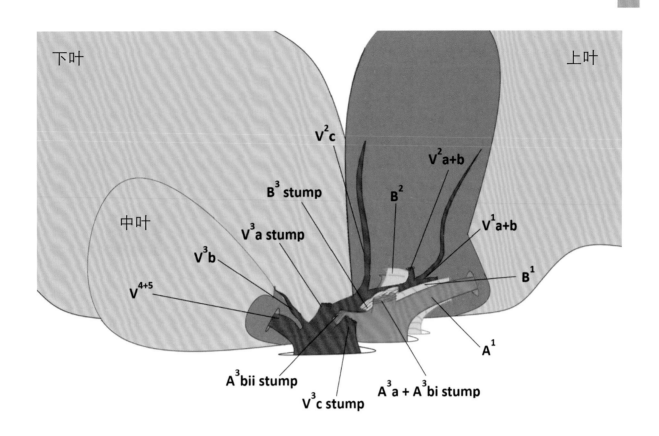

图 10-30　段面展示

术者／刘继先　毛广显　栾昕宇

整理／杨雷

审定／刘继先　毛广显

绘图／王俊彬

第十一章　3D 导航右上肺后段外亚段 + 前段外亚段（RS²b+RS³a）切除术

扫码观看手术视频

病历摘要

　　男性，35 岁，体检时胸部 CT 发现右上肺混合磨玻璃结节，大小约 9.0 mm × 8.0 mm，2 个月后复查胸部 CT 提示结节无明显变化，胸部 CT 显示结节位于右上肺后段和前段之间 S²b+S³a（图 11-1 至图 11-3）。

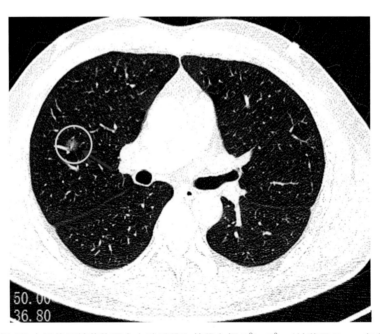

图 11-1　胸部 CT 水平位示结节位于右上肺后段和前段之间 S²b+S³a（结节及 2 cm 安全切缘评估）

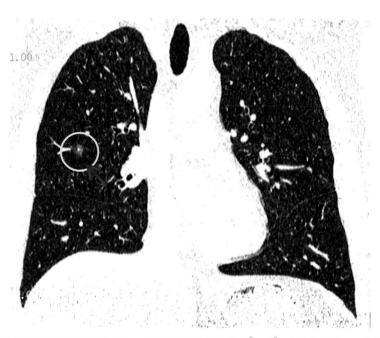

图 11-2　胸部 CT 冠状位示结节位于右上肺后段和前段之间 S²b+S³a（结节及 2 cm 安全切缘评估）

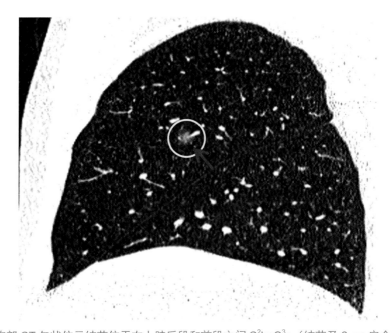

图 11-3　胸部 CT 矢状位示结节位于右上肺后段和前段之间 S²b+S³a（结节及 2 cm 安全切缘评估）

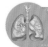 **术前 3D-CTBA 重建**

　　该肺结节安全球（以结节周围 2 cm 为界）显示右上肺后段外亚段 + 前段外亚段（RS²b+RS³a）切除术可以满足手术安全切缘（图 11-4）。

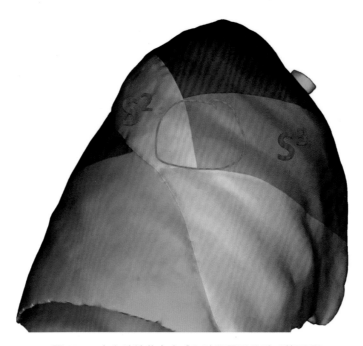

图 11-4　右上肺结节安全球和肺段界面关系（前面观）

解剖特点

　　右上肺支气管（图 11-5）分为独立的 B¹、B²、B³ 三个分支，B² 分为 B²a 和 B²b，B³ 分为 B³a 和 B³b，结节位于 B²b 与 B³a 之间。A¹ 和 A³（图 11-6）共干从右上肺动脉上干分出，A³a 从 B³a 前上方分出；A² 单独从右肺动脉叶间干返支发出，分为 A²a 和 A²b，A²b 在 B²b 下方分出。右上肺静脉（图 11-7）分为上干（V¹b）、中心静脉（V¹a、V²a、V²b、V²c）及 V³a（单独从上肺静脉根部分出）。V²c 位于 S²b 与 S³a 之间，是需要切断的段间静脉。手术操作自叶裂操作开始，从下往上解剖，先解剖最下方的 A²，再向上解剖 A²b，在 A²b 前上方游离 B²b，再向前方分离中心静脉的 V²c，再依次向前方解剖 B³a 与 A³a（图 11-8）。这样通过膨胀萎陷界面法完整切除结节并保证安全切缘。

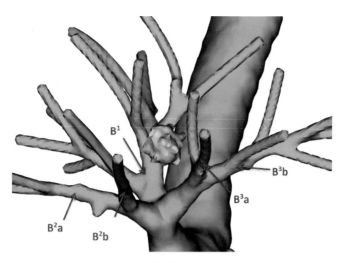

图 11-5　右上肺支气管分支（侧面观）

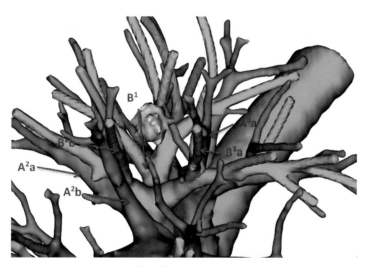

图 11-6　右上肺 S^{2}b+S^{3}a 动脉和支气管关系（侧面观）

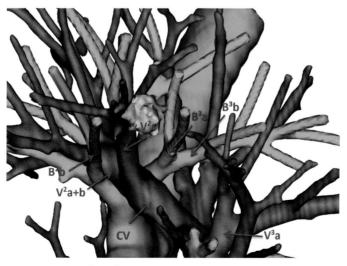

图 11-7　右上肺 S^{2}b+S^{3}a 静脉和支气管关系（侧面观；CV：中心静脉）

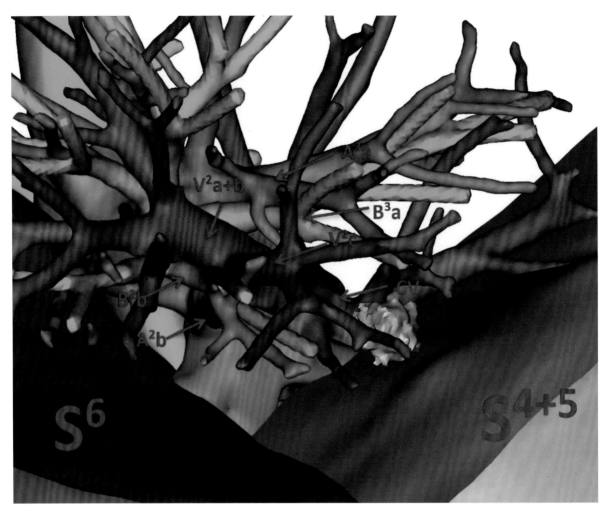

图 11-8　右上肺 S^2b+S^3a 动脉、静脉和支气管关系（下侧面观）

手术规划及过程

　　根据术前胸部 CT 及三维重建拟行 S^2b+S^3a 切除术，从斜裂后部分和水平裂向上游离。

手术规划

$A^2b \rightarrow B^2b \rightarrow V^2c \rightarrow B^3a \rightarrow A^3a \rightarrow RS^2b+RS^3a$。

手术过程

　　（1）取右腋前线第四肋间长约 3.5 cm 为主操作孔及进镜孔，腋中线第六肋间长约 1.5 cm 为副操作孔兼进枪孔（图 11-9）。

　　（2）探查定位结节，位于右上肺后段与前段之间。

（3）将上肺向上牵拉，在叶间裂处打开胸膜。

（4）显露右肺动脉叶间干，解剖 A^2（图 11-10），向上游离 A^{2}a 和 A^{2}b，使用切割缝合器切断 A^{2}b（图 11-11）。

（5）在 A^{2}b 后方，沿着中心静脉外侧缘游离 B^2，向远心端游离至 B^{2}a 和 B^{2}b，游离 B^{2}b（图 11-12），使用切割缝合器切断。

（6）上提 B^{2}b 远心端，沿着中心静脉向内侧游离 V^{2}c（图 11-13），结扎切断。

（7）在 V^{2}c 断端水平向腹侧游离 B^{3}a（图 11-14），从三维重建图像看 B^{3}a 根部周围包绕 A^{3}a 数个小分支，易出血，游离切断 B^{3}a。

（8）A^{3}a 紧邻 B^{3}a，在其后上方，游离切断（图 11-15）。

（9）纯氧鼓肺，压力 20 ～ 30 mmHg，至右上肺完全膨胀，待 10 分钟后 S^{2}b+S^{3}a 膨胀，余肺组织萎陷（图 11-16）。

（10）沿着膨胀萎陷界面将 S^{2}b+S^{3}a 切除（图 11-17，图 11-18）。

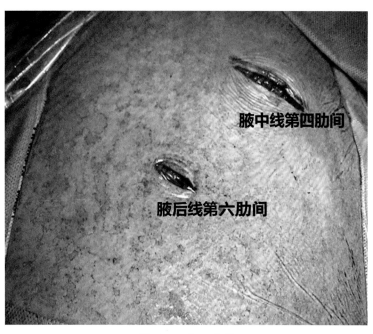

图 11-9　切口布局

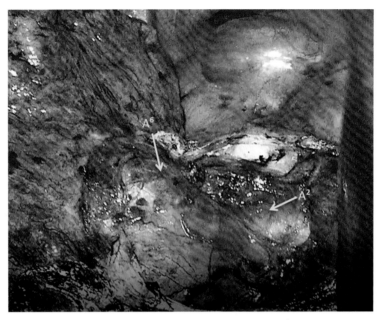

图 11-10　打开斜裂后部分裂，游离 A^2

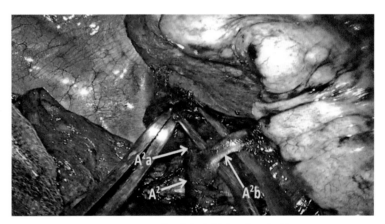

图 11-11　沿着 A^2 向上游离 A^2b，切闭

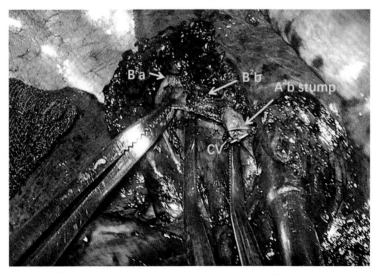

图 11-12　在 A^2b 后方解剖并切断 B^2b

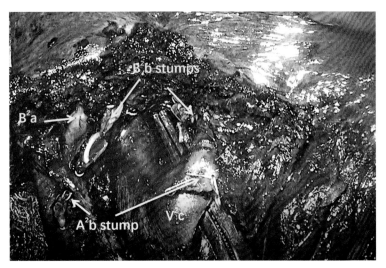

图 11-13　在 B²b 内侧解剖并结扎、切断 V²c

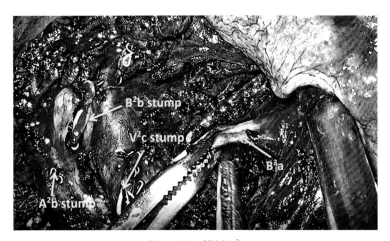

图 11-14　解剖 B³a

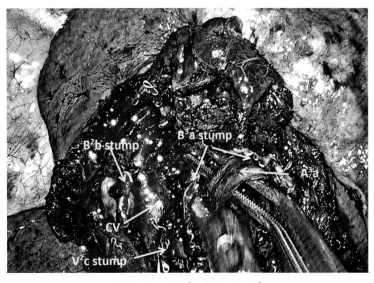

图 11-15　在 B³a 前方游离 A³a

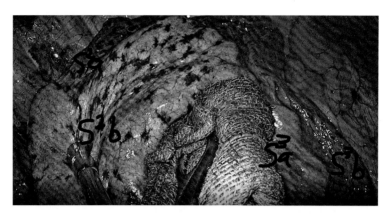

图 11-16　确定膨胀萎陷界面（S^2b+S^3a 膨胀，余肺组织萎陷）

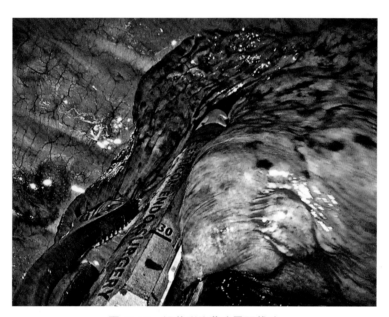

图 11-17　沿着膨胀萎陷界面裁肺

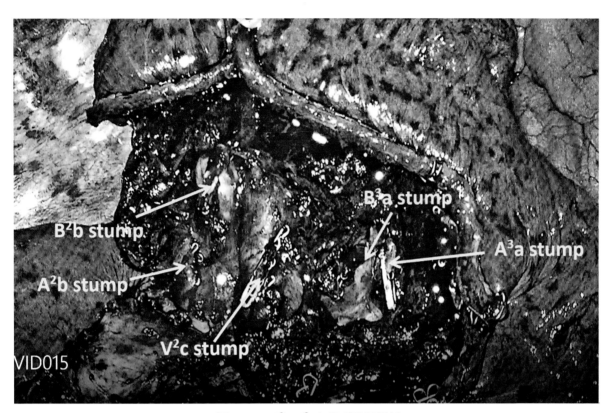

图 11-18　S^{3}a+S^{2}b 切除后段面解剖

手术过程示意图

右上肺后段外亚段 + 前段外亚段（S^{3}b+S^{2}a）切除手术过程示意图（图 11-19 至图 11-32）。

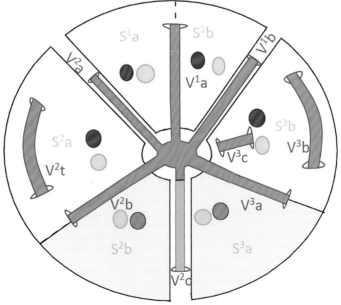

图 11-19　右上肺后段外亚段 + 前段外亚段切除术（S^{3}b+S^{2}a）切除范围降维
（阴影内部分为切除范围，红圈代表动脉，绿圈代表支气管）

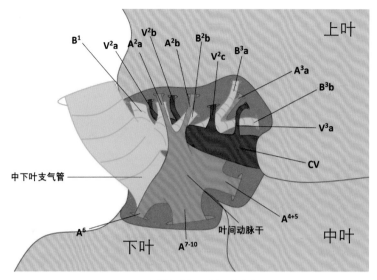

图 11-20　全景解剖（叶间动脉干观）

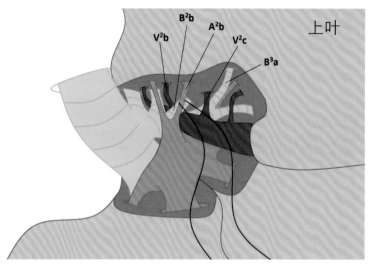

图 11-21　游离 A²b

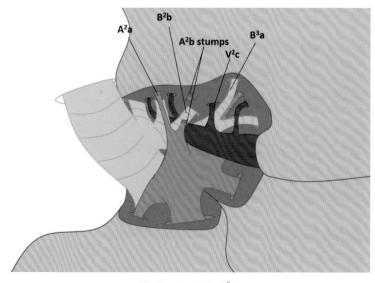

图 11-22　切断 A²b

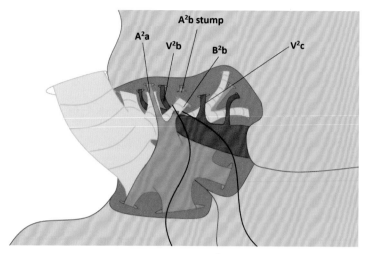

图 11-23　游离 B²b

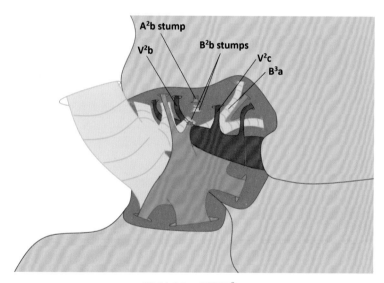

图 11-24　切断 B²b

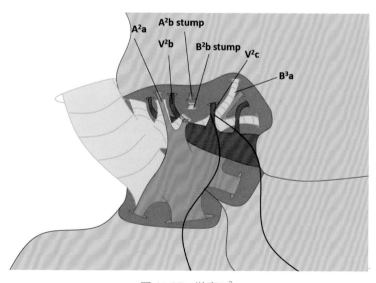

图 11-25　游离 V²c

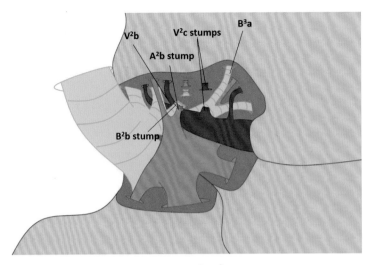

图 11-26　切断 V²c

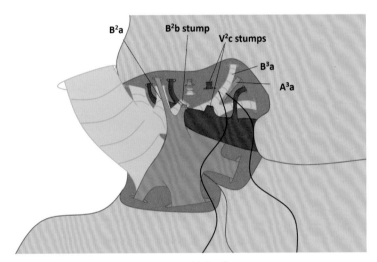

图 11-27　游离 B³a

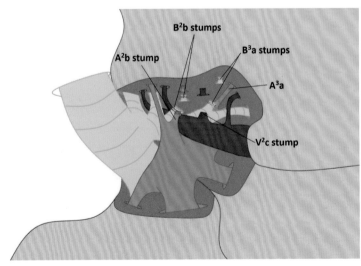

图 11-28　切断 B³a

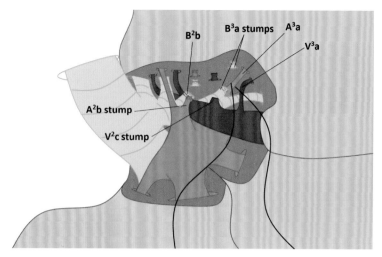

图 11-29　游离 A³a

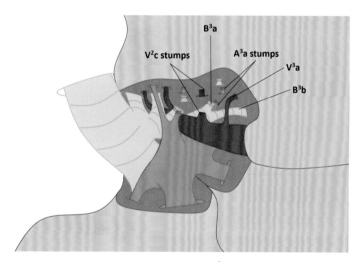

图 11-30　切断 A³a

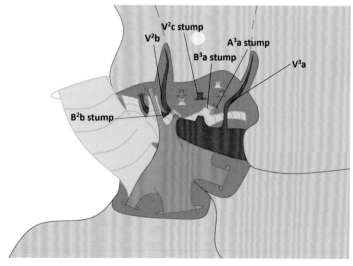

图 11-31　定位结节及切缘

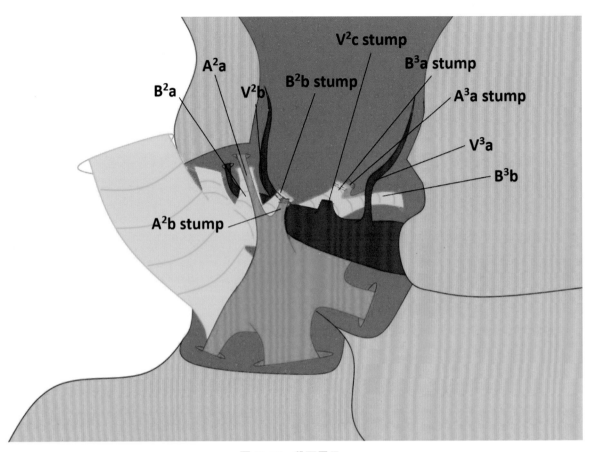

图 11-32　段面展示

术者 / 刘继先　毛广显　王禾

整理 / 叶艺旺

审定 / 刘继先　毛广显

绘图 / 王俊彬

第十二章 3D 导航右上肺尖后段 + 前段 c 亚段（RS^1+RS^2+ RS^{3}c）切除术

病历摘要

女性，53 岁，体检时胸部 CT 发现右上肺混合磨玻璃结节，大小约 12 mm × 9 mm，抗感染治疗，3 个月后复查，结节大小未见明显变化，胸部 CT 示结节位于尖后段及前段 c 亚段内（图 12-1 至图 12-3）。

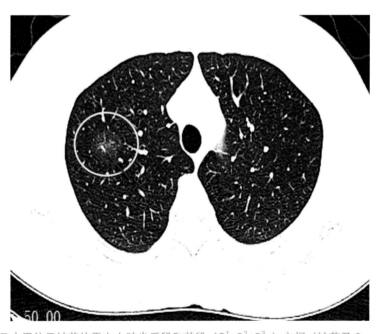

图 12-1 胸部 CT 水平位示结节位于右上肺尖后段和前段（S^1+S^2+S^{3}c）之间（结节及 2 cm 安全切缘评估）

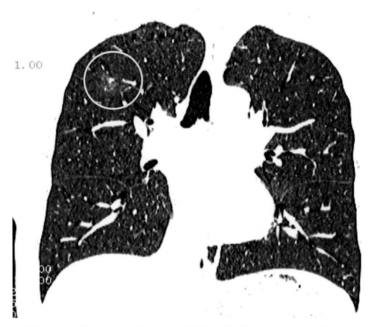

图 12-2　胸部 CT 冠状位示结节位于右上肺尖后段和前段（$S^1+S^2+S^3c$）之间（结节及 2 cm 安全切缘评估）

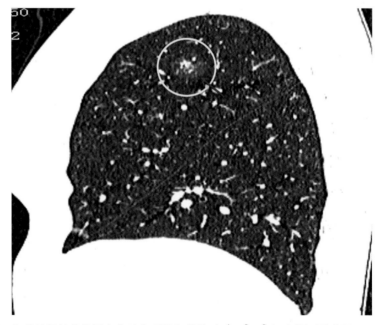

图 12-3　胸部 CT 矢状位示结节位于右上肺尖后段和前段（$S^1+S^2+S^3c$）之间（结节及 2 cm 安全切缘评估）

术前 3D–CTBA 重建

该肺结节安全球（以结节周围 2 cm 为界）显示右上肺尖段（S^1）+ 后段（S^2）+ 前段 c 亚段（S^3c），切除术可以满足手术安全切缘（图 12-4）。

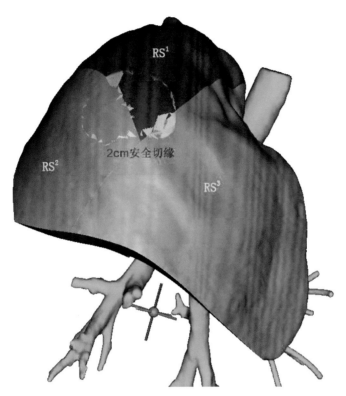

图 12-4 右上肺结节安全球和肺段界面关系（前面观）

解剖特点

右上肺支气管（图 12-5）分为尖后段共干（S^1、S^2）和前段支气管 S^3；尖段动脉 A^1 和后段动脉 A^2 共干从右肺动脉上干（图 12-6）发出，没有从肺动脉主干发出的后升 A^2，前段动脉 A^3 分为上方的 c 亚段和下方的 b 和 a 亚段；右上肺静脉（图 12-7）分为从肺门前方走行的 V^1a+b 和中心静脉（V^2a+V^2b+V^2 c+V^3a）。该病灶主体位于 S^1 和 S^2，但边缘球已经在 S^3 c 水平，为保证切缘，将行右上肺 S^1+S^2+S^3c 切除术。该术式需切断 A^1 和 A^2 共干及 A^3c 分支，V^1a+b，V^2a+V^2b 共干及分别切断 B^1+B^2 共干及 B^3 c（图 12-8）。

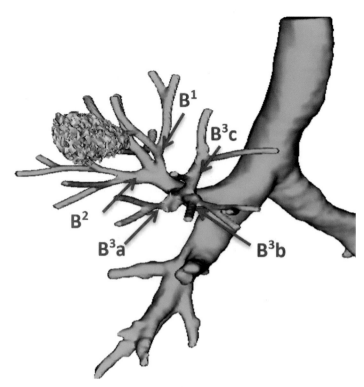

图 12-5　右上肺支气管分支（正面观）

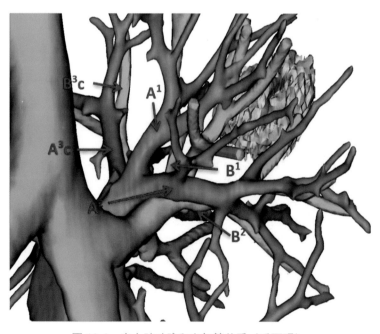

图 12-6　右上肺动脉和支气管关系（后面观）

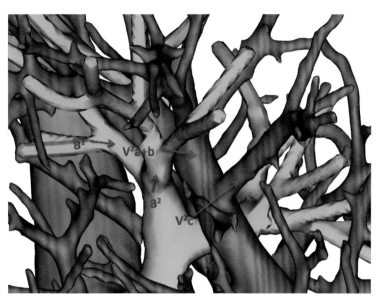

图 12-7　右上肺静脉和支气管关系（侧后面观）

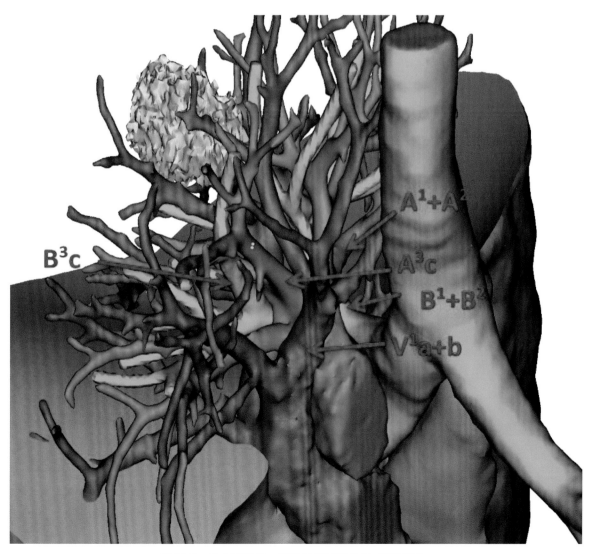

图 12-8　右上肺动脉、静脉和支气管关系（前面观）

手术规划及过程

根据术前胸部 CT 及三维重建拟行 $RS^1+RS^2+RS^3c$ 切除术。左侧卧位，双腔气管插管，单孔法，操作孔在左侧腋中线第四肋间长约 4 cm。

手术规划

$V^1a+b \rightarrow A^{1+2}+A^3c \rightarrow B^{1+2} \rightarrow V^2a+b \rightarrow B^3c \rightarrow RS^1+RS^2+RS^3c$。

手术过程

（1）探查定位结节，主体位于右上肺 S^1 和 S^2。

（2）将上肺向后下方牵拉，在肺门前方切开胸膜（图 12-9），切除第 10 组淋巴结（图 12-10）并术中送检。

（3）游离 V^1a+b（图 12-11），结扎、切断。

（4）在 V^1a+b 断端后游离 A^1、A^2 和 A^3c（图 12-12），一并切断。

（5）牵拉上肺向前上方，游离叶间裂，钝性分离 B^1+B^2（图 12-13），注意紧密相邻的中心静脉远端分支，不要损伤，切割缝合器缝闭。

（6）在 V^2c 远端分离 V^2a+b（图 12-14），切割缝合器缝闭。

（7）将上肺牵向下后方，解剖 B^3c（图 12-15），切割缝合器缝闭，仔细辨认保护下方的 B^3a 和 B^3b。

（8）纯氧鼓肺，压力 20 ～ 30 mmHg，至上肺完全膨胀，待 10 分钟后萎陷界面清晰，即 S^3a+b 萎陷和 $S^1+S^2+S^3c$ 膨胀（图 12-16）。

（9）沿着膨胀萎陷界面将 $S^1+S^2+S^3c$ 切除（图 12-17）。

术后病理为右上肺微浸润肺癌，第 10 组淋巴结阴性。

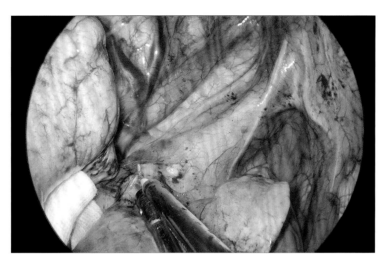

图 12-9　将上肺向后下方牵拉，解剖前肺门

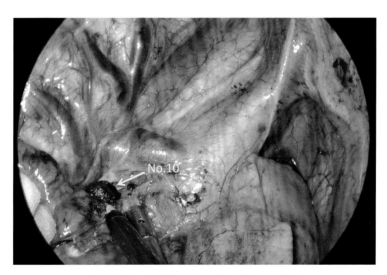

图 12-10　切除第 10 组淋巴结并术中送检

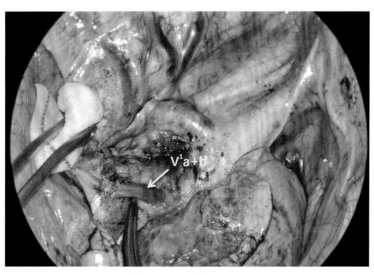

图 12-11　离断 V¹a+b

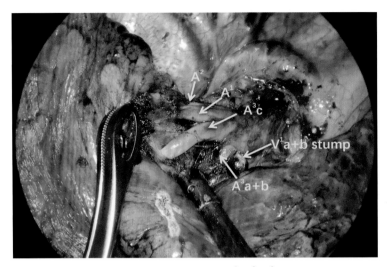

图 12-12　解剖并离断 A¹+A²+A³c

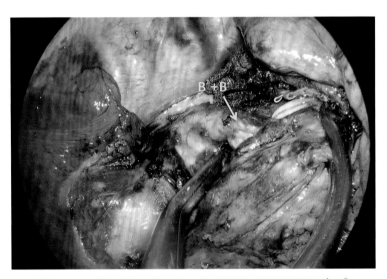

图 12-13　牵拉上肺向前上方，从叶间裂处解剖并离断 B¹+B²

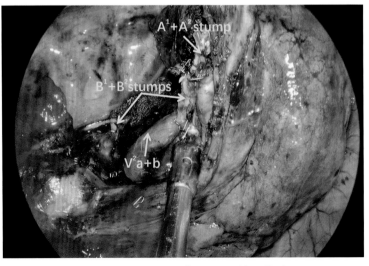

图 12-14　解剖并离断 V²a+b（从叶间裂视角）

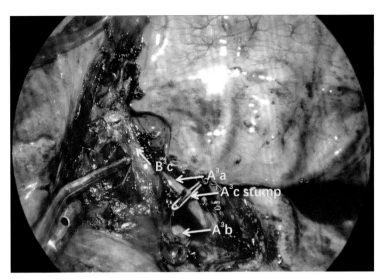

图 12-15　再从前肺门解剖并离断 B³c（前肺门）

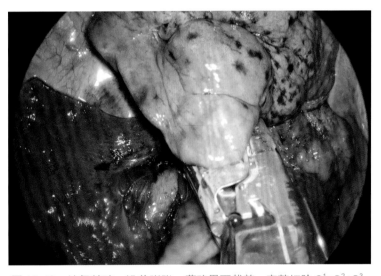

图 12-16　纯氧鼓肺，沿着膨胀 – 萎陷界面裁剪，完整切除 S¹+S²+S³c

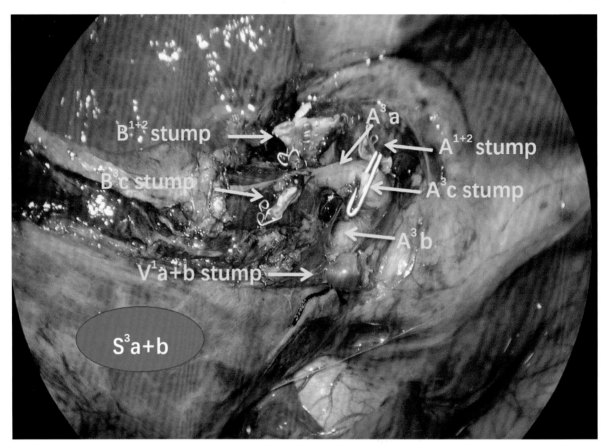

图 12-17　术后段面结构标示

🫁 手术过程示意图

右上肺尖后段 + 前段 c 亚段（RS¹+RS²+RS³c）切除手术过程示意图（图 12-18 至图 12-32）。

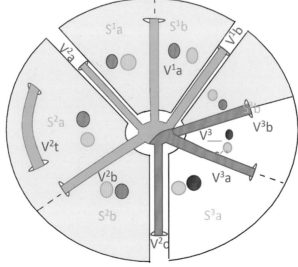

图 12-18　右上肺 S¹+S²+S³c 切除范围降维（阴影内部分为切除范围，红圈代表动脉，绿圈代表支气管）

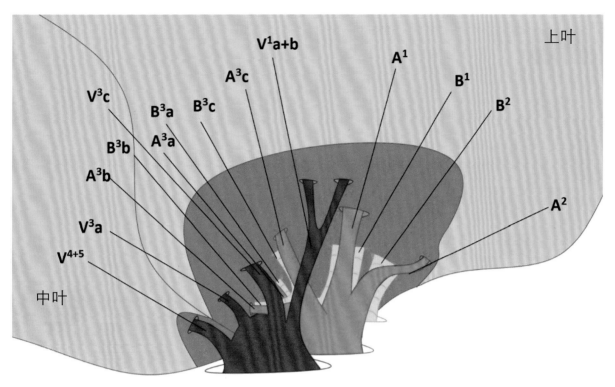

图 12-19 全景解剖（前肺门观）

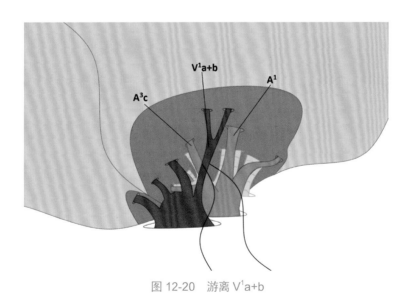

图 12-20 游离 V¹a+b

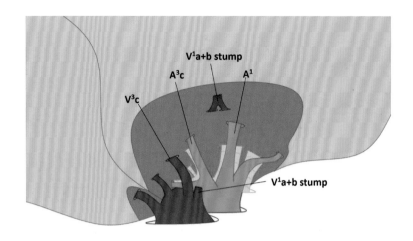

图 12-21　切断 V^1a+b

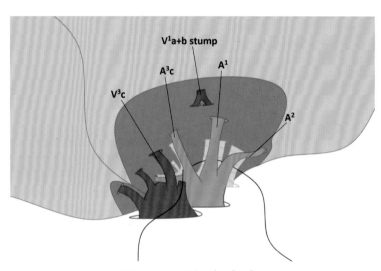

图 12-22　游离 $A^1+A^2+A^3c$

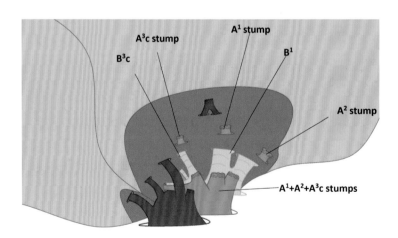

图 12-23　切断 $A^1+A^2+A^3c$

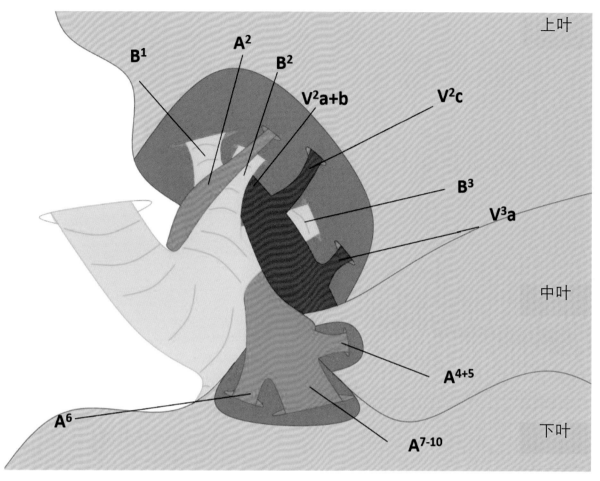

图 12-24　全景解剖（叶间动脉干观）

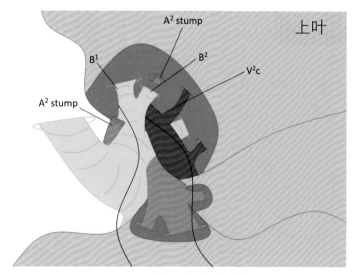

图 12-25　叶间裂游离 B¹+B²

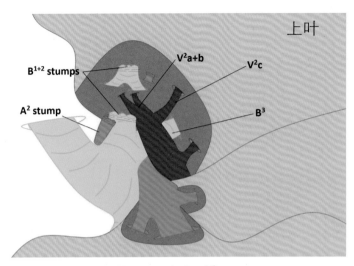

图 12-26　切断 B^{1+2}

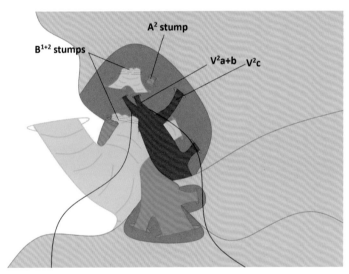

图 12-27　游离 V^{2}a+b

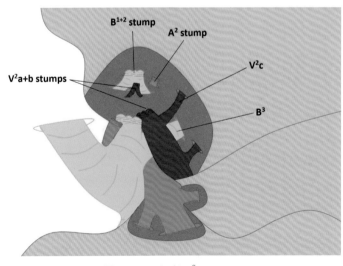

图 12-28　切断 V^{2}a+b

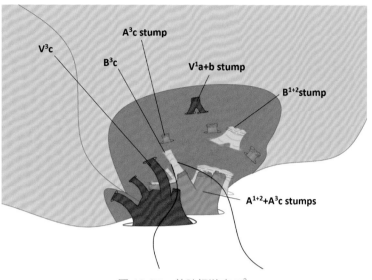

图 12-29　前肺门游离 B³c

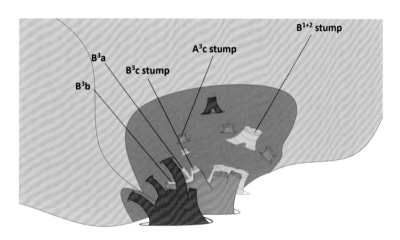

图 12-30　切断 B³c

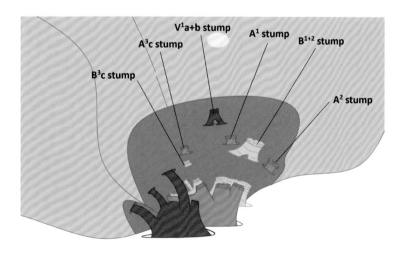

图 12-31　定位结节及切缘

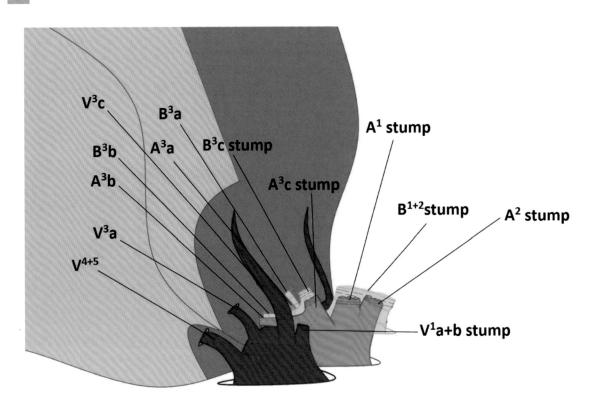

图 12-32　段面展示

术者 / 毛广显　魏子淳

整理 / 魏子淳

审定 / 刘继先

绘图 / 王俊彬

第十三章　3D 导航左下肺背段（LS⁶）切除术

扫码观看手术视频

病历摘要

女性，35 岁，体检时胸部 CT 发现左下肺混合磨玻璃结节，大小约 1.0 cm×0.9 cm，抗感染治疗 2 周后复查，胸部 CT 示结节位于左下肺背部 S^6（图 13-1 至图 13-3）。

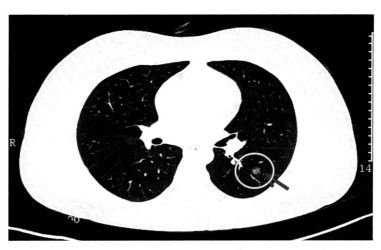

图 13-1　胸部 CT 水平位示结节位于左下肺背段 S^6（结节及 2 cm 安全切缘评估）

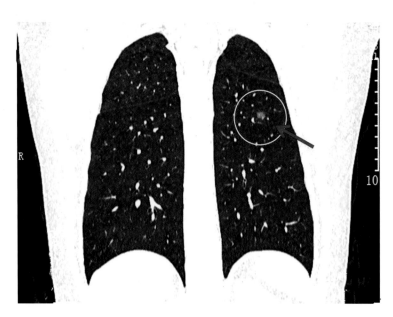

图 13-2　胸部 CT 冠状位示结节位于左下肺背段 S^6（结节及 2 cm 安全切缘评估）

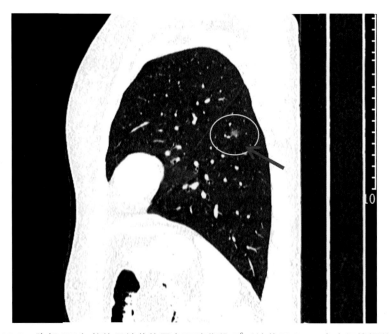

图 13-3　胸部 CT 矢状位示结节位于左下肺背段 S^6（结节及 2 cm 安全切缘评估）

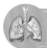

术前 3D–CTBA 重建

该肺结节安全球（以结节周围 2 cm 为界）显示左下肺背段（LS⁶）切除术可以满足手术安全切缘（图 13-4）。

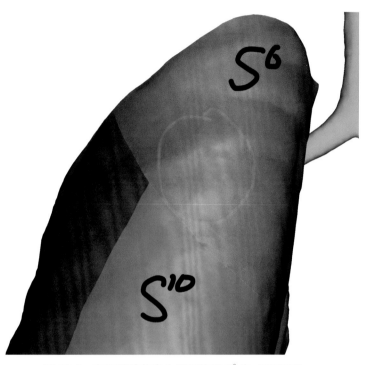

图 13-4　左下肺结节安全界限位于 S^6 内（后面观）

解剖特点

左下肺支气管（图 13-5）分为背段支气管 B^6 和基底段支气管 B^{7-10}；背段动脉（图 13-6）从左肺叶间动脉分出共干的三支动脉 A^6a、A^6b、A^6c；左下肺静脉（图 13-7）分为背段静脉 V^6 和基底段静脉 V^{7-10}；背段静脉 V^6 分为 V^6a、V^6b、V^6c，V^6a 和 V^6b 共干发出。结节位于 S^6，该术式需要切断 A^6、B^6 和 V^6a（图 13-8，图 13-9）。

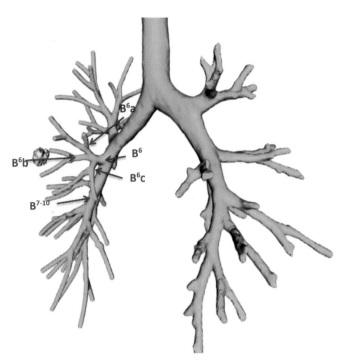

图 13-5   左下肺支气管分支（后面观）

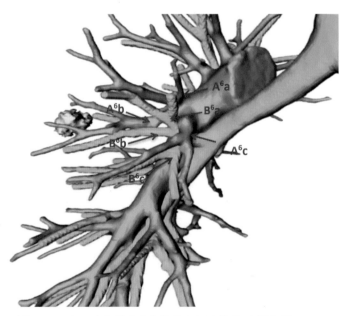

图 13-6   左下肺背段动脉和背段支气管关系（后面观）

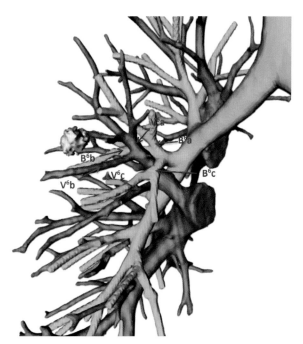

图 13-7　左下肺背段静脉和背段支气管关系（后面观）

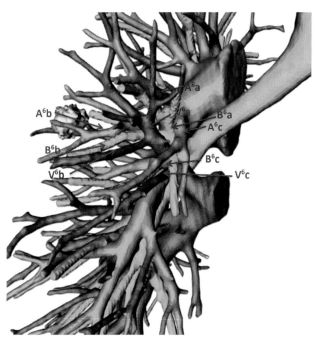

图 13-8　左下肺背段动脉、静脉和背段支气管关系（后面观）

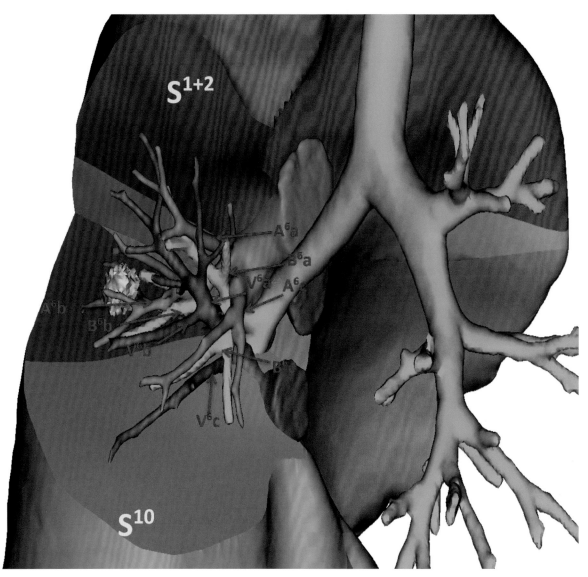

图 13-9　左下肺背段动脉、背段静脉和背段支气管关系（后面观）

手术规划及过程

根据术前胸部 CT 及三维重建拟行 LS^6 切除术。

手术规划

A^6 → B^6 → V^{6}a → LS^6。

手术过程

（1）右侧卧位，双腔气管插管，单孔法，左侧腋中线第五肋间，左肺萎陷，探查定位结节，主体位于左下肺背段。

（2）将左下肺向前牵拉，在肺门后方切开胸膜，切除肺门第 10 组淋巴结送检（图 13-10），并分离 V^6。

（3）解剖叶间裂（图 13-11），切除第 12 组淋巴结活检（图 13-12），游离 A^6，在其后方分离隧道，打开斜裂后方，切断缝合 A^6（图 13-13）。

（4）从叶间裂和肺门后方两方向游离 B^6，在 V^6 上方解剖切闭 B^6（图 13-14）。

（5）提起 B^6 残端，游离 V^6，保留 V^6b、V^6c，游离 V^6a（图 13-15），结扎切断。

（6）纯氧鼓肺，压力 20 ～ 30 mmHg，至下肺完全膨胀，待 10 分钟后萎陷界面清晰，即 LS^6 膨胀，余肺萎陷（图 13-16）。

（7）沿着膨胀萎陷界面将 S^6 切除（图 13-17，图 13-18）。

术后病理为左下肺微浸润肺癌，第 10、第 12 组淋巴结阴性。

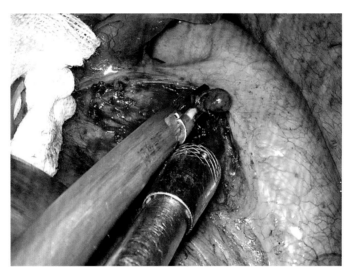

图 13-10　打开后纵隔胸膜，活检第 10 组淋巴结

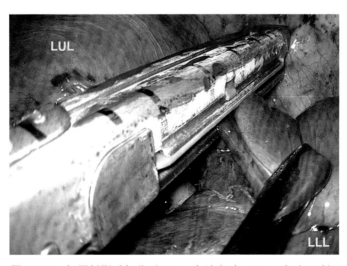

图 13-11　打开斜裂后部分（LUL：左肺上叶；LLL：左肺下叶）

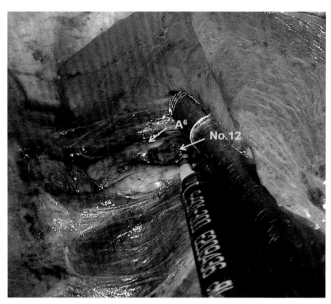

图 13-12　解剖 A^6，活检第 12 组淋巴结

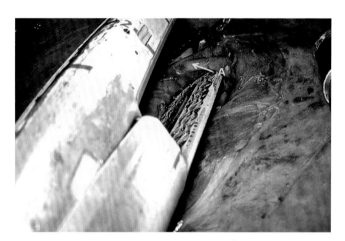

图 13-13　解剖并切闭 A^6

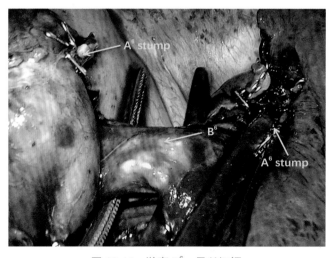

图 13-14　游离 B^6，予以切闭

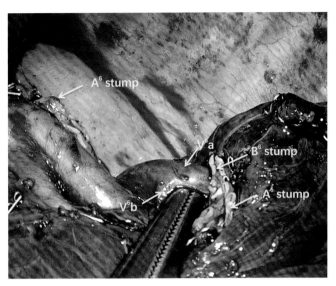

图 13-15 保留 V⁶b、V⁶c，解剖并离断 V⁶a

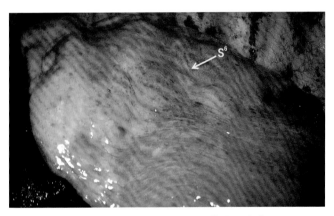

图 13-16 纯氧鼓肺，膨胀 – 萎陷界线清晰

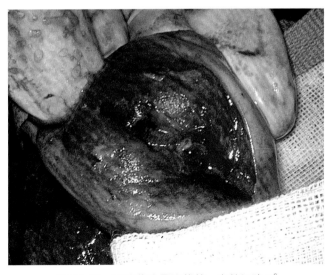

图 13-17 顺肺萎陷界线裁剪，完整切除 S⁶

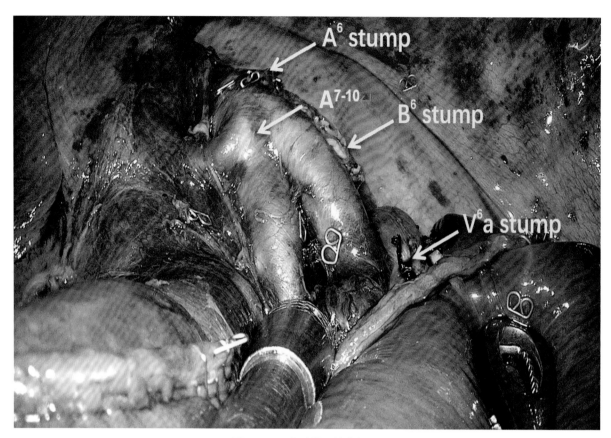

图 13-18　术后段面结构标示

手术过程示意图

左下肺背段（LS⁶）切除手术过程示意图（图 13-19 至图 13-27）。

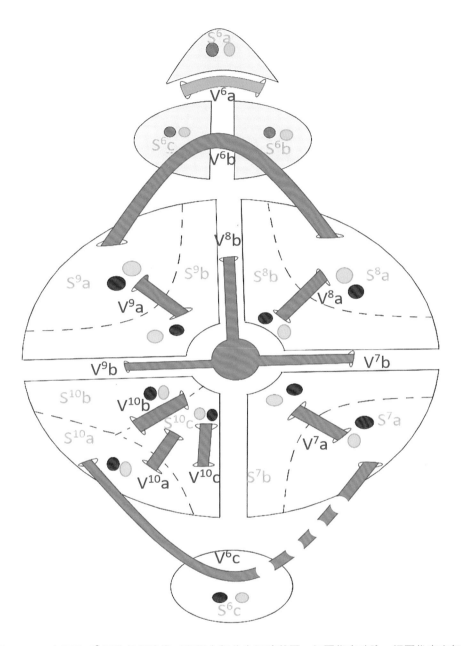

图 13-19　左下肺 S⁶ 切除范围降维（阴影内部分为切除范围，红圈代表动脉，绿圈代表支气管）

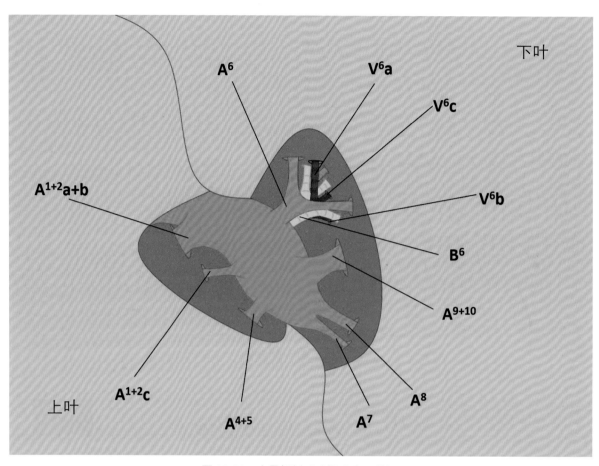

图 13-20　全景解剖（叶间动脉干观）

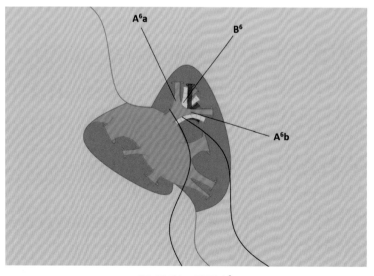

图 13-21　游离 A^6

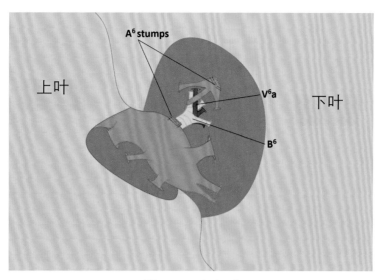

图 13-22　切断 A^6

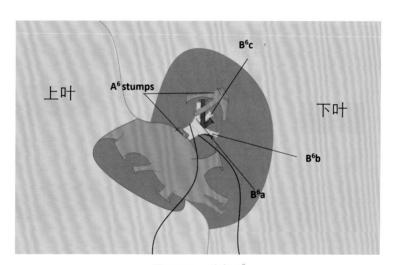

图 13-23　游离 B^6

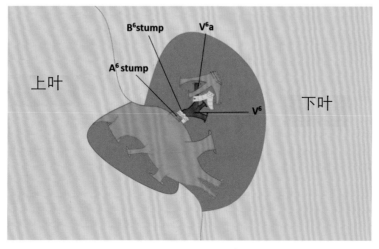

图 13-24　切断 B^6

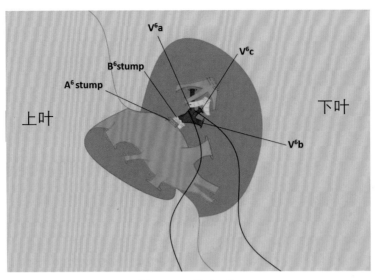

图 13-25　游离 V⁶a

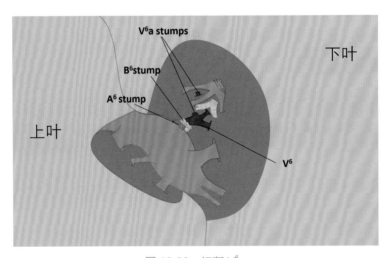

图 13-26　切断 V⁶a

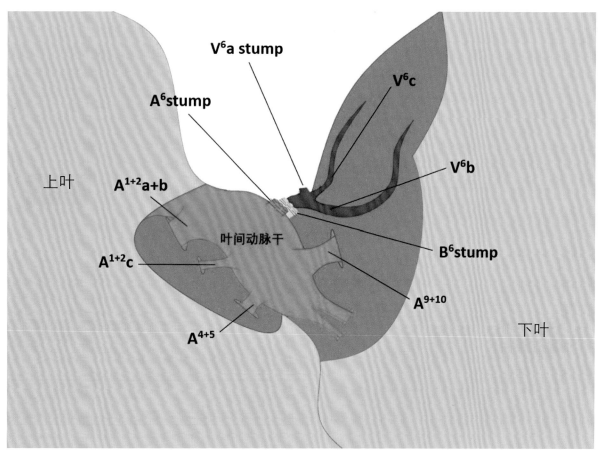

图 13-27　段面展示

术者 / 谢远财　龙飞虎

整理 / 龙飞虎

审定 / 刘继先　毛广显

绘图 / 王俊彬

第十四章 3D 导航右下肺前基底段外亚段（RS⁸a）切除术

扫码观看手术视频

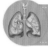 病历摘要

女性，53 岁，体检时胸部 CT 发现右下肺前基底段混合磨玻璃结节，直径约 18 mm，随访 4 个月复查结节较前变大。胸部 CT 示结节位于右下肺 S^8 内（图 14-1 至图 14-3）。

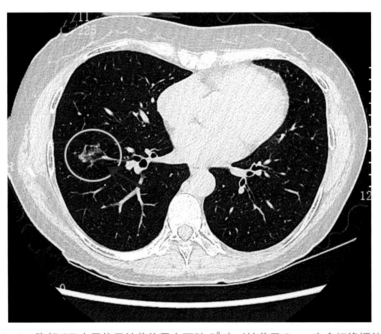

图 14-1 胸部 CT 水平位示结节位于右下肺 S^8 内（结节及 2 cm 安全切缘评估）

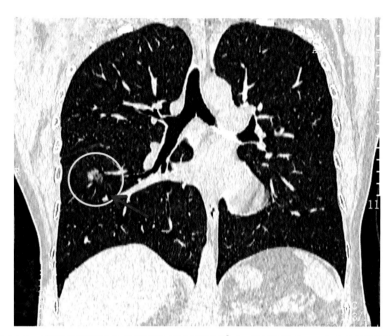

图 14-2　胸部 CT 冠状位示结节位于右下肺 S⁸ 内（结节及 2 cm 安全切缘评估）

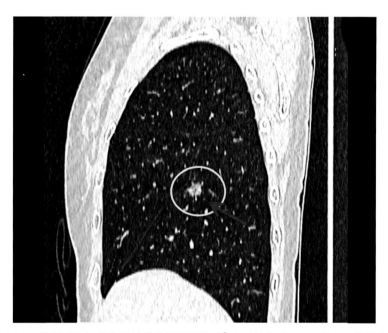

图 14-3　胸部 CT 矢状位示结节位于右下肺 S⁸ 内（结节及 2 cm 安全切缘评估）

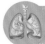 **术前 3D-CTBA 重建**

该肺结节安全球（以结节周围 2 cm 为界）显示右下肺前基底段外亚段（S^8a）切除术可以满足手术安全切缘（图 14-4）。

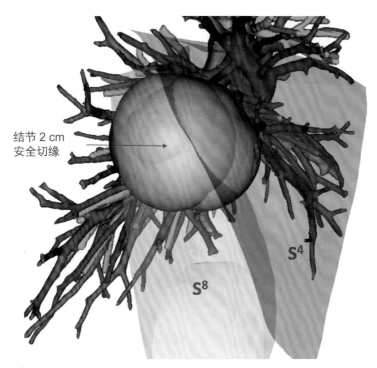

结节 2 cm
安全切缘

S^8

S^4

图 14-4　右下肺肺结节安全球和肺段界面关系（前面观）

解剖特点

右下肺支气管（图 14-5）分为背段支气管 B^6 和共干基底段支气管 B^{7-10}，B^8 分为 B^8a 和 B^8b；A^8a（图 14-6）从 A^9 发出，A^8b 从基底干发出；S^8a 切除不需要单独离断静脉。该病灶主体位于 S^8a，边缘球也在 S^8a 内，该病例行右下肺 S^8a 切除即可达到安全界限。该术式需切断 A^8a 和 B^8a（图 14-7）。

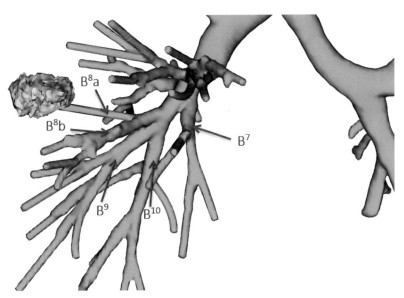

图 14-5　右下肺支气管分支（前侧面观）

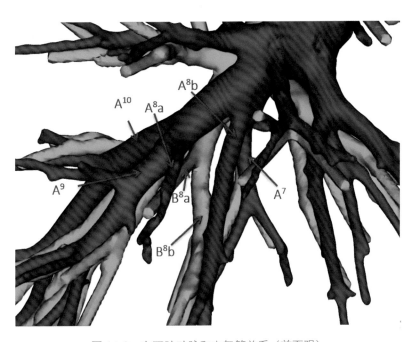

图 14-6　右下肺动脉和支气管关系（前面观）

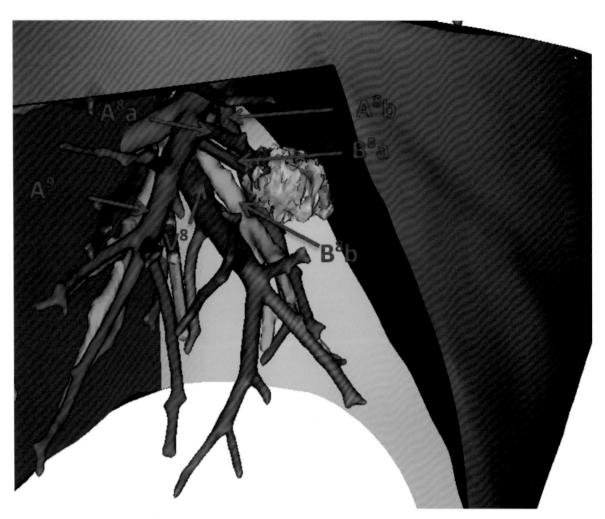

图 14-7　右下肺动脉、静脉和支气管关系（前面观）

手术规划及过程

手术规划

$A^8a \to B^8a \to S^8a$。

手术过程

（1）打开分化不全的斜裂（图 14-8），游离出右下肺背段动脉及基底干动脉，切除第 12 组淋巴结并术中送检（图 14-9）。

（2）按照 3D 导航指引，游离出 A^8a（图 14-10），丝线结扎后切断。

（3）游离 B^8a，切割缝合器缝闭（图 14-11）。

（4）纯氧鼓肺，压力 20 ～ 30 mmHg，至下肺完全膨胀，待 10 分钟后萎陷界面清晰，沿着膨胀萎陷界面将 S^{8}a 切除（图 14-12 至图 14-14）。

术后病理为浸润性腺癌，肿瘤边缘和切缘距离为 2.0 cm，第 12 组淋巴结未见转移癌。

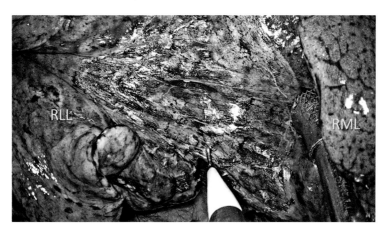

图 14-8　游离分化不全斜裂（RLL：右肺下叶；RML：右肺中叶）

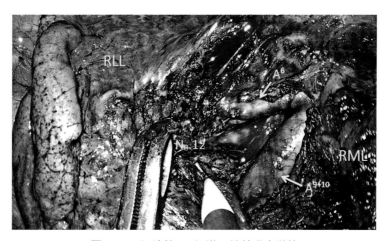

图 14-9　切除第 12 组淋巴结并术中送检

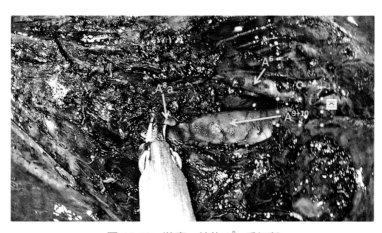

图 14-10　游离、结扎 A^{8}a 后切断

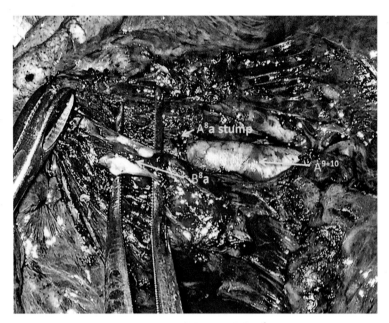

图 14-11　钝锐性结合游离 B^8a

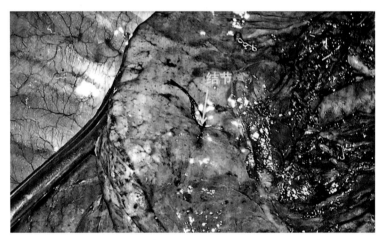

图 14-12　纯氧鼓肺，S^8a 膨胀，余肺萎陷，结节位于 S^8a 中间

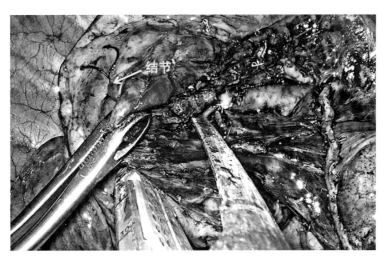

图 14-13　段门开门降维裁剪

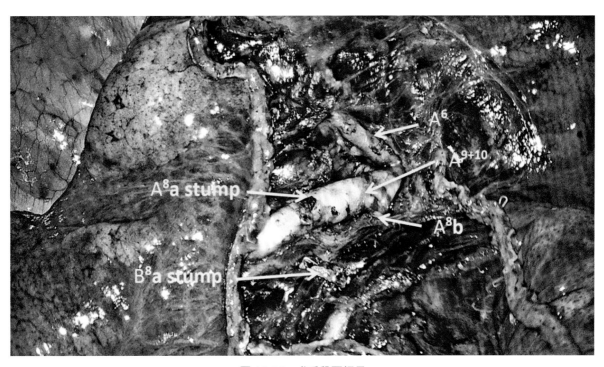

图 14-14　术后段面标示

手术过程示意图

右下肺前基底段外亚段（S⁸a）切除手术过程示意图（图 14-15 至图 14-22）。

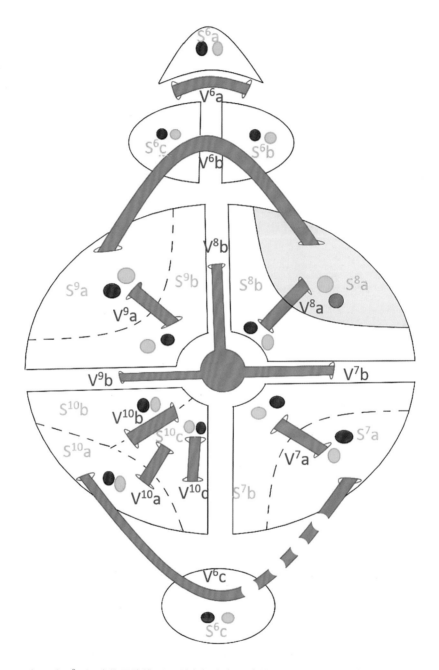

图 14-15　右下肺 S⁸a 切除范围降维（阴影内部分为切除范围，红圈代表动脉，绿圈代表支气管）

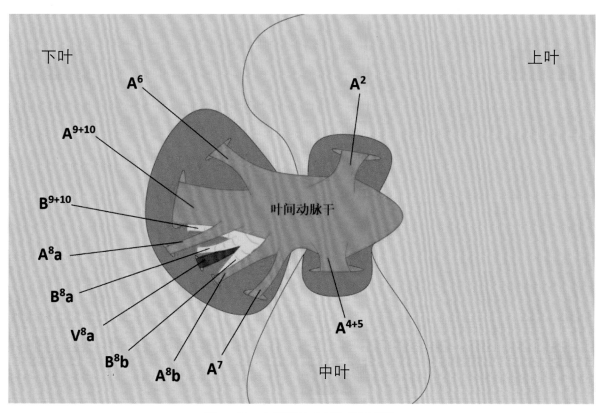

图 14-16　全景解剖（叶间动脉干观）

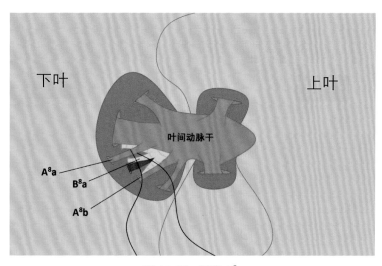

图 14-17　游离 A⁸a

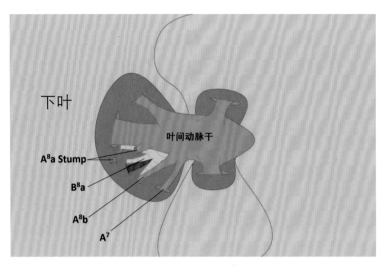

图 14-18　切断 A⁸a

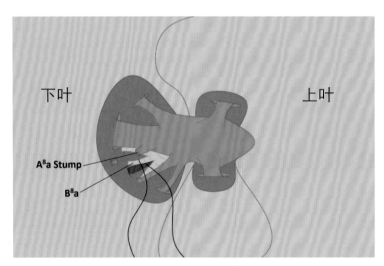

图 14-19　游离 B⁸a

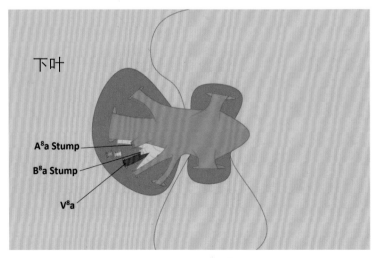

图 14-20　切断 B⁸a

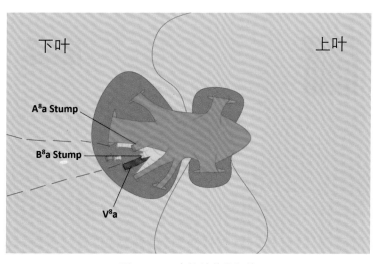

图 14-21　定位结节及切缘

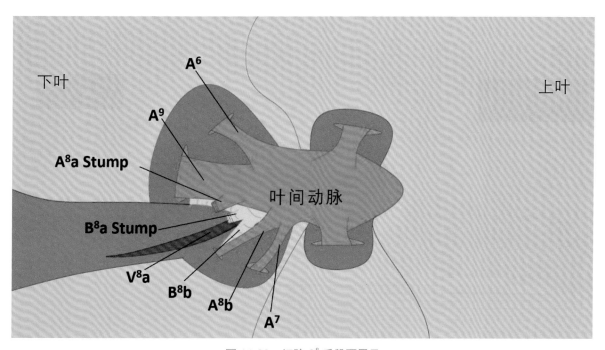

图 14-22　切除 S⁸ 后段面展示

术者 / 刘继先　毛广显　栾昕宇

整理 / 栾昕宇

审定 / 刘继先　毛广显

绘图 / 王俊彬

第十五章 3D 导航左下肺外基底段 + 后基底段（LS^{9+10}）切除术

病历摘要

男性，42 岁，体检时胸部 CT 发现左下肺外后基底段部分实性结节，大小约 13 mm×8 mm。抗感染治疗 2 周，2 个月后复查结节无明显变化。胸部 CT 示结节位于左下肺外、后基底段 S^{9+10} 之间（图 15-1 至图 15-3）。

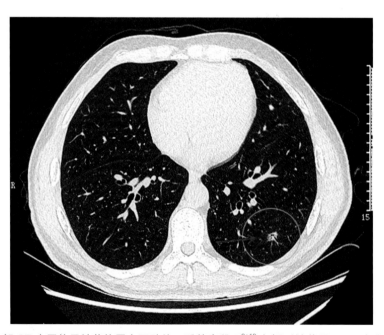

图 15-1 胸部 CT 水平位示结节位于左下肺外、后基底段 S^{9+10} 之间（结节及 2 cm 安全切缘评估）

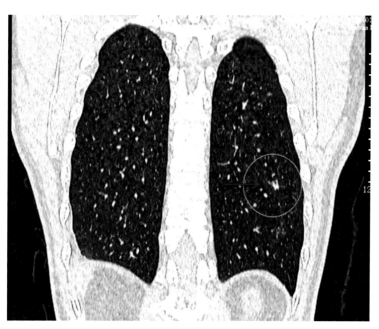

图 15-2　胸部 CT 冠状位示结节位于左下肺外、后基底段 S^{9+10} 之间（结节及 2 cm 安全切缘评估）

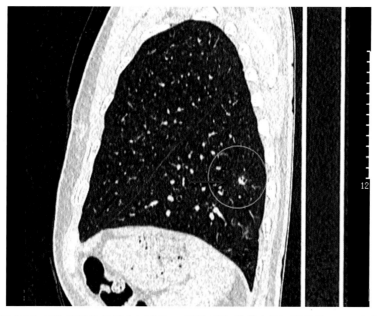

图 15-3　胸部 CT 矢状位示结节位于左下肺外、后基底段 S^{9+10} 之间（结节及 2 cm 安全切缘评估）

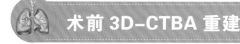

术前 3D–CTBA 重建

该肺结节安全球（以结节周围 2 cm 为界）显示左下肺外基底段 + 后基底段（LS^{9+10}）切除术可以满足手术安全切缘（图 15-4）。

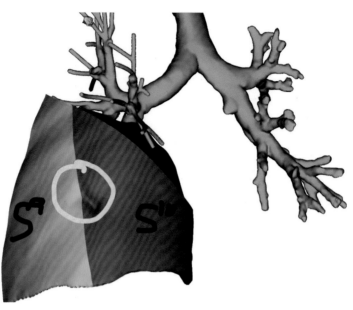

图 15-4　结节边缘球位于 S^9 和 S^{10} 之间

解剖特点

　　左下肺支气管（图 15-5）分为 B^6、B^{7+8}、B^9 和 B^{10}，B^9 和 B^{10} 共干发出；A^9 和 A^{10}（图 15-6）也共干从基底干动脉发出；从下肺韧带向上游离下肺静脉（图 15-7），$V^{10}b+c$ 为下肺静脉最靠下第一个分支，离断后再往远端游离出的小分支为 $V^{10}a$。从 3D 重建看，该患者 V^9 静脉属于 S^8 和 S^9 段间静脉；V^9 分支 V^9b 是 S^9b 和 $S^{10}b$ 段间静脉，需要切断；切断 B^9 后向上牵拉即可暴露 V^9b。该术式从下肺静脉开始游离，需要切断 $V^{10}b+c$、$V^{10}a$、B^{9+10}、A^{9+10} 和 V^9b。

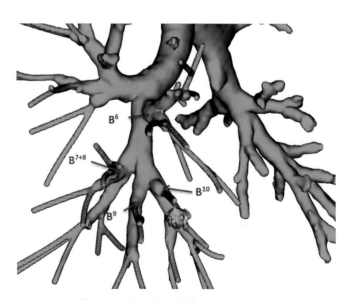

图 15-5　左下肺支气管分支（后面观）

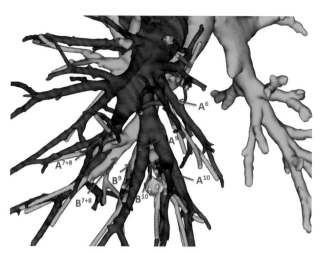

图 15-6　左下肺动脉和支气管关系（后面观）

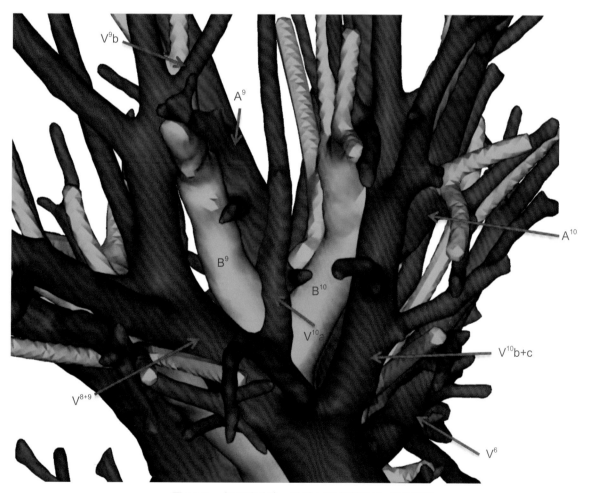

图 15-7　左下肺动脉、静脉与支气管关系（下面观）

手术规划及过程

手术规划

$V^{10}b+c \rightarrow V^{10}a \rightarrow B^{9+10} \rightarrow A^{9+10} \rightarrow V^9b \rightarrow LS^{9+10}$。

手术过程

（1）将左下肺向上牵拉，游离下肺韧带（图 15-8），切除第 9 组淋巴结（图 15-9）并术中送检。

（2）游离下肺基底段静脉（图 15-10），分离出 $V^{10}b+c$（图 15-11）和 $V^{10}a$（图 15-12），分别切断。

（3）游离 B^{9+10}（图 15-13），切割缝合器缝闭。

（4）提起支气管断端，深部游离 A^{9+10}（图 15-14），切断。

（5）提起 B^{9+10} 和 A^{9+10}，显露后方分支到 S^9 的 V^9b（图 15-15），切断。

（6）纯氧鼓肺，压力 20 ～ 30 mmHg，至下肺完全膨胀，待 10 分钟后萎陷界面清晰（图 15-16），即 S^{9+10} 膨胀，余肺萎陷。沿着膨胀萎陷界面，在 V^{8+9} 和 V^6 之间将 S^{9+10} 切除（图 15-17 至图 15-19）。

术后病理为浸润性腺癌，肿瘤边缘和切缘距离为 2.0 cm，第 9 组淋巴结未见转移。

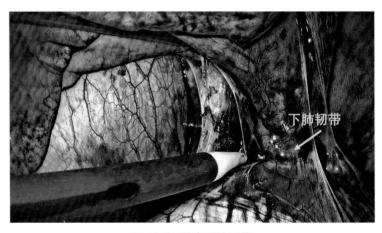

图 15-8　游离下肺韧带

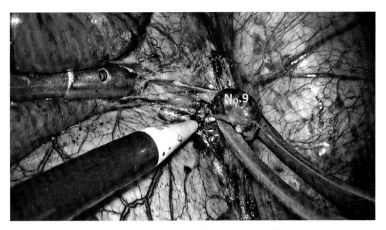

图 15-9　切除第 9 组淋巴结并术中送检

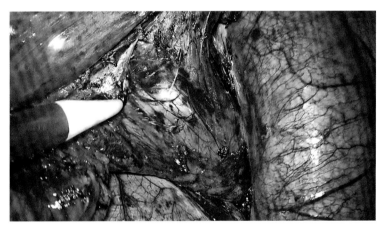

图 15-10　解剖下肺基底段静脉

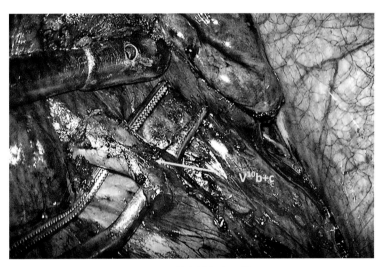

图 15-11　游离并切断 V¹⁰b+c

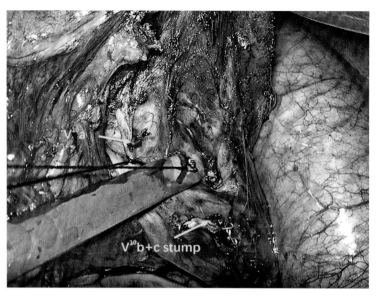

图 15-12　V^{10}a 丝线结扎后超声刀离断

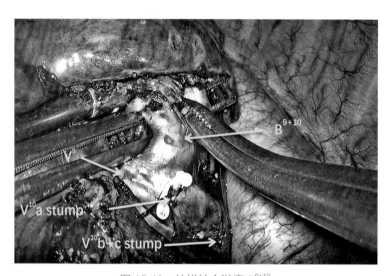

图 15-13　钝锐结合游离 B^{9+10}

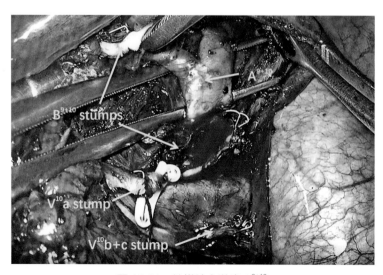

图 15-14　钝锐结合游离 A^{9+10}

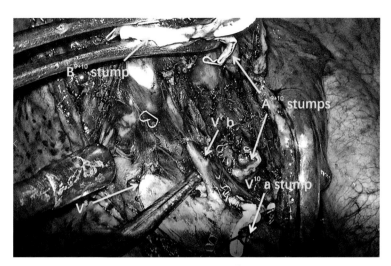

图 15-15　游离 V⁹b

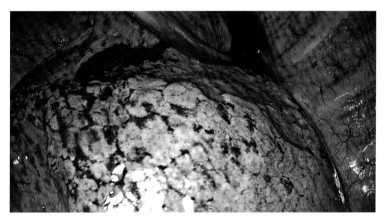

图 15-16　纯氧鼓肺，待膨胀 – 萎限界面清晰，S^{9+10} 膨胀，余肺萎陷

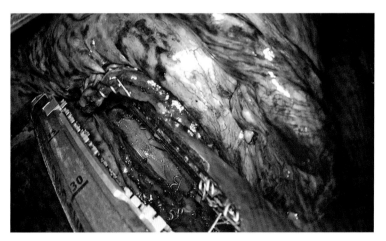

图 15-17　沿着膨胀萎陷界面在 V^{8+9} 和 V⁶ 之间将 S^{9+10} 段门开门降维裁剪

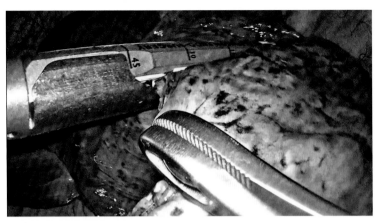

图 15-18　降维后顺界线直线裁剪，完整切除 S^{9+10}

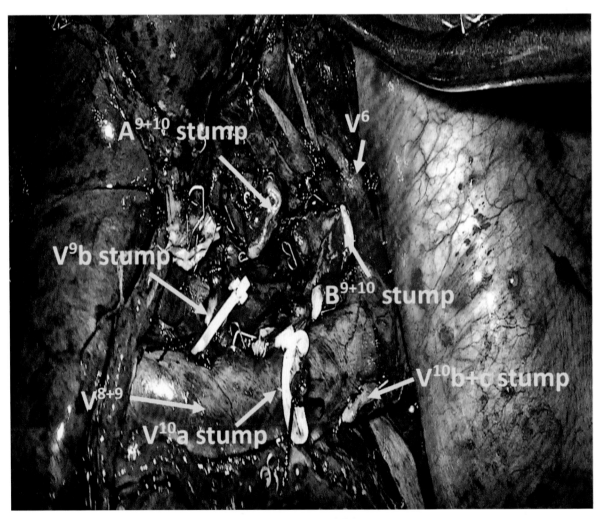

图 15-19　术后段面结构标示

左下肺外基底段 + 后基底段（LS^{9+10}）切除手术过程示意图（图 15-20 至图 15-33）。

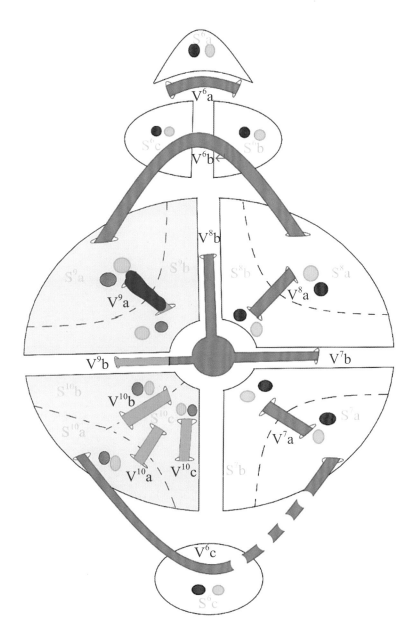

图 15-20　左下肺 S^{9+10} 切除范围降维（阴影内部分为切除范围，红圈代表动脉，绿圈代表支气管）

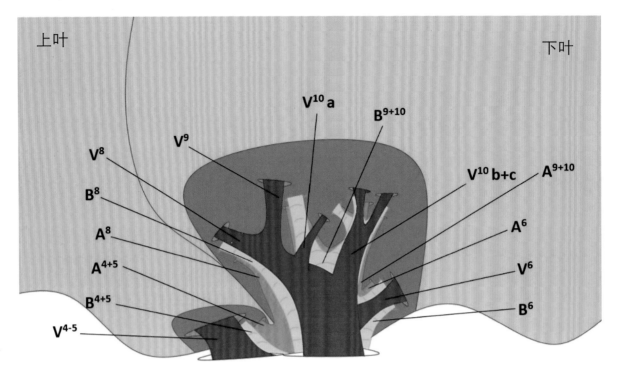

图 15-21　全景解剖（膈面观）

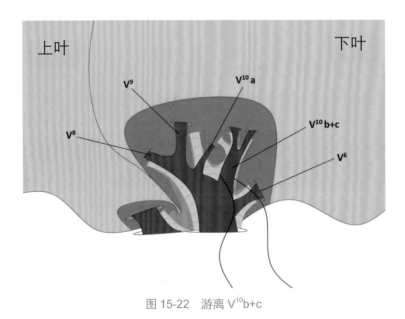

图 15-22　游离 V^{10}b+c

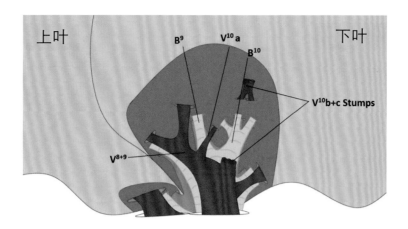

图 15-23 切断 V^{10}b+c

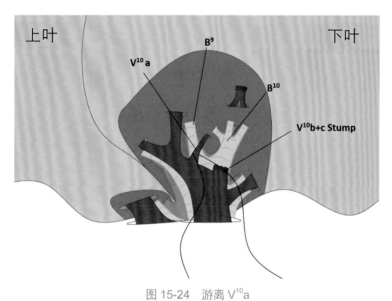

图 15-24 游离 V^{10}a

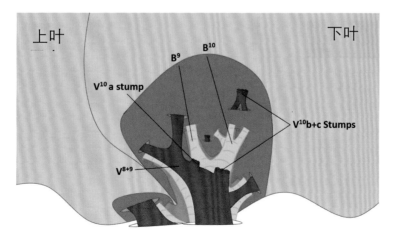

图 15-25 切断 V^{10}a

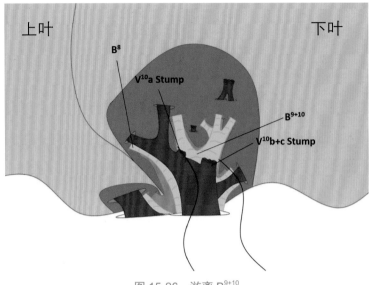

图 15-26 游离 B^{9+10}

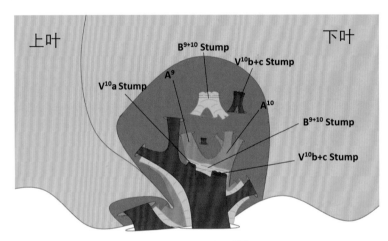

图 15-27 切断 B^{9+10}

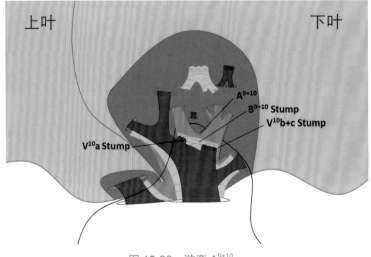

图 15-28 游离 A^{9+10}

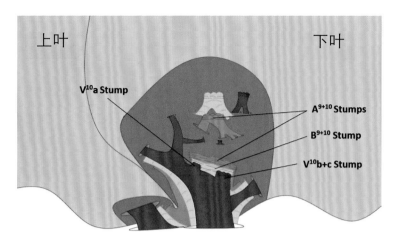

图 15-29　切断 A^{9+10}

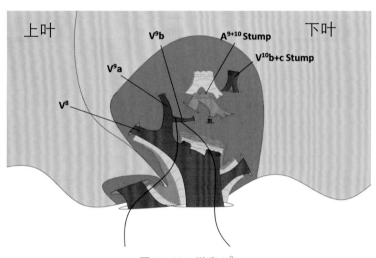

图 15-30　游离 V^{9}b

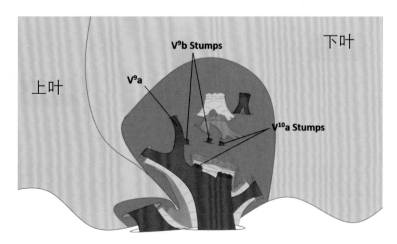

图 15-31　切断 V^{9}b

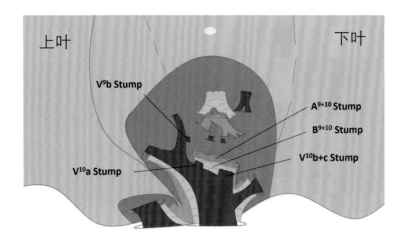

图 15-32　结节位置及切缘

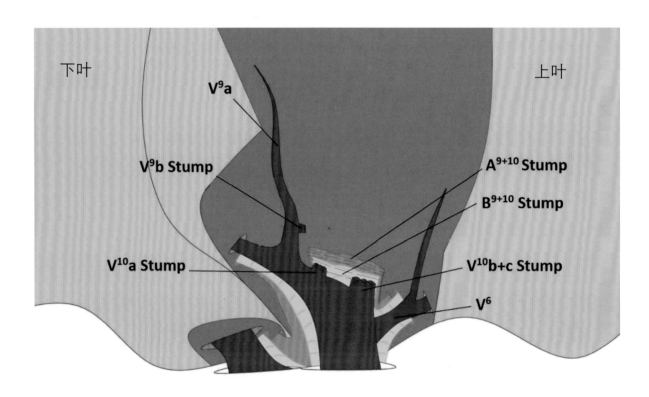

图 15-33　切除后段面展示

术者／刘继先　毛广显　栾昕宇

整理／栾昕宇

审定／刘继先　毛广显

绘图／王俊彬

第十六章 3D 导航左下肺后基底段内外亚段（$LS^{10}b+c$）切除术

扫码观看手术视频

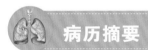 **病历摘要**

女性，60 岁，体检时胸部 CT 发现左下肺后基底段混合磨玻璃结节，大小约 12.6 mm×9.6 mm，抗感染治疗，2 个月后复查显示结节无明显变化。胸部 CT 示结节位于左下肺后基底段（图 16-1 至图 16-3）。

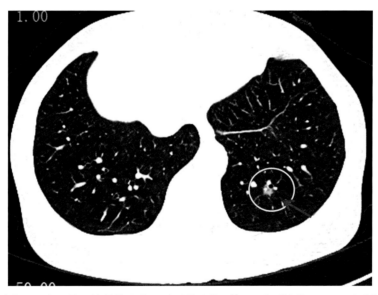

图 16-1　胸部 CT 水平位示结节位于左下肺后基底段 $S^{10}b+c$ 内（结节及 2 cm 安全切缘评估）

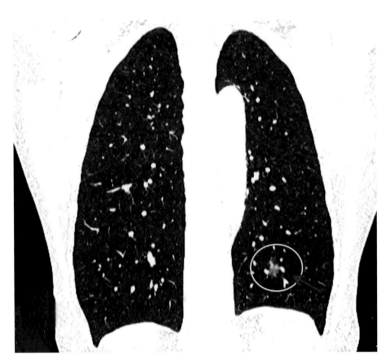

图 16-2　胸部 CT 冠状位示结节位于左下肺后基底段 $S^{10}b+c$ 内（结节及 2 cm 安全切缘评估）

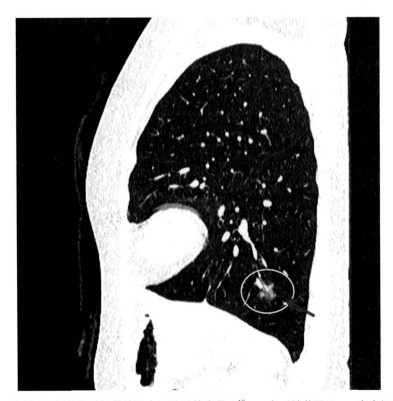

图 16-3　胸部 CT 矢状位示结节位于左下肺后基底段 $S^{10}b+c$ 内（结节及 2 cm 安全切缘评估）

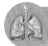

　　该肺结节安全球（以结节周围 2 cm 为界）显示左下肺后基底段内外亚段（LS^{10}b+c）切除术可以满足手术安全切缘（图 16-4）。

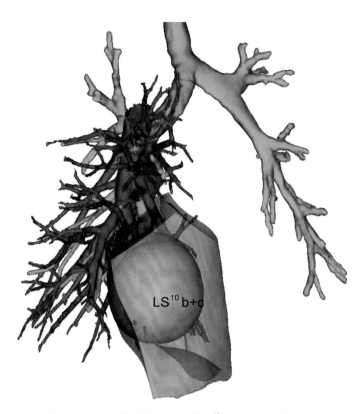

图 16-4　结节边缘球与左下肺 S^{10}b+c 关系（侧面观）

解剖特点

　　左下肺支气管（图 16-5）分为 B^6 和基底干 B$^{7-10}$，基底干 B$^{7-10}$ 分为 B^{7+8}、B^9 和 B^{10}，B^{10} 分为靠近心端 B^{10}a 及远心端 B^{10}b+c，该结节位于 S^{10}b+c 内；A^6 单独从左下肺动脉（图 16-6）叶间干单独发出，基底干动脉分为 A^{7+8} 和 A^{9+10}，A^9+A^{10}b 从基底干动脉共干分出，A^{10}a 和 A^{10}c 单独共干从基底动脉发出；左下静脉（图 16-7）从下肺韧带向上观，从前到后依次分布 V^{7+8}、V^9 和 V^{10}a 共干、V^{10}b+c。该结节边缘球完全位于 S^{10}b+c，仅需行 S^{10}b+c 切除术。该手术从下肺韧带向上游离下肺界面，依次切断 V^{10}b+c、B^{10}b+c 及 A^{10}b+c（图 16-8）。

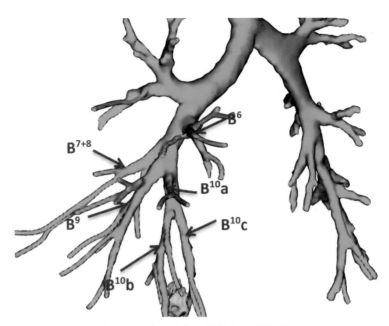

图 16-5　左下肺支气管分支（后面观）

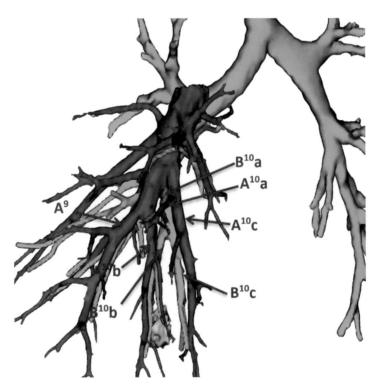

图 16-6　左下肺动脉和支气管关系（侧面观）

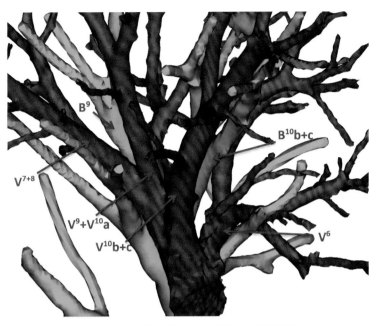

图 16-7　左下肺静脉和支气管关系（下面观）

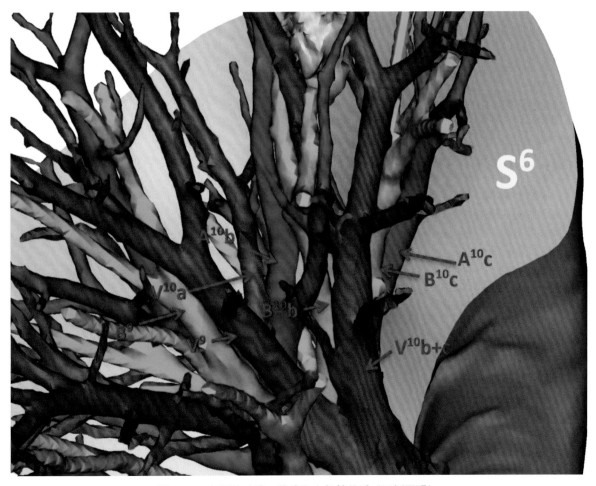

图 16-8　左下肺动脉、静脉和支气管关系（下侧面观）

手术规划及过程

根据术前胸部 CT 及三维重建拟行左下肺 $S^{10}b+c$ 切除术。右侧卧位，双腔气管插管，双孔法，左侧腋中线第五肋间为主操作孔，左侧腋后线第七肋间为辅助孔。

手术规划

$V^{10}b+c \rightarrow B^{10}b+c \rightarrow A^{10}b+c \rightarrow LS^{10}b+c$。

手术过程

（1）探查定位结节，主体位于左下肺后基底段。

（2）将左下肺向上牵拉，切断下肺韧带（图 16-9），切除第 9 组淋巴结（图 16-10）并术中送检。

（3）游离下肺静脉（图 16-11），靠近最后方一支为 $V^{10}b+c$，结扎其表面小分支 2～3 支（图 16-12）。

（4）解剖 $V^{10}b+c$，辨认其前方的 V^9 及其上方的 $V^{10}a$，切割缝合器切断 $V^{10}b+c$（图 16-13）。

（5）在 $V^{10}a$ 外侧游离 $B^{10}b+c$（图 16-14），切割缝合器切闭。

（6）向上牵拉 $B^{10}b+c$，即可显露后方两支动脉，分别为 $A^{10}b$ 和 $A^{10}c$（图 16-15），位于 $V^{10}a$ 外侧游离并切断（图 16-16）。

（7）纯氧鼓肺，压力 20～30 mmHg，至上肺完全膨胀，待 10 分钟后萎陷界面清晰，即 $LS^{10}b+c$ 膨胀，余肺萎陷，沿着膨胀萎陷界面将 $LS^{10}b+c$ 切除（图 16-17，图 16-18）。

术后病理为左下肺微浸润肺癌，第 9 组淋巴结阴性。

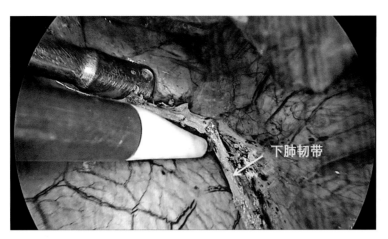

图 16-9　游离下肺韧带

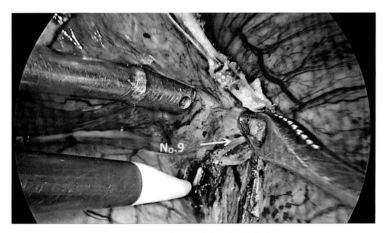

图 16-10　切除第 9 组淋巴结并术中送检

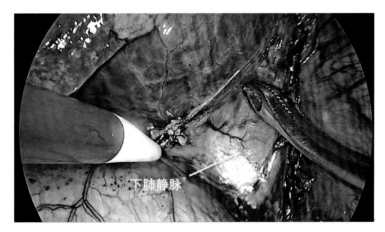

图 16-11　解剖左下肺静脉

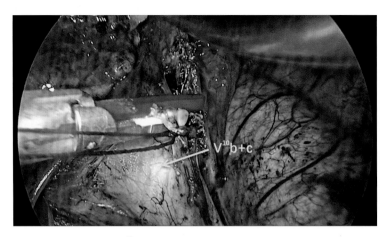

图 16-12　汇入 $V^{10}b+c$ 小静脉属支粗支丝线结扎后超声刀离断

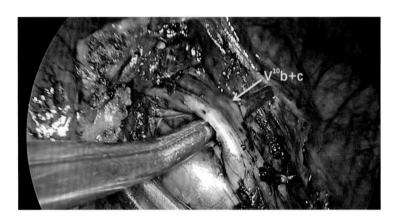

图 16-13　解剖 $V^{10}b+c$，切断

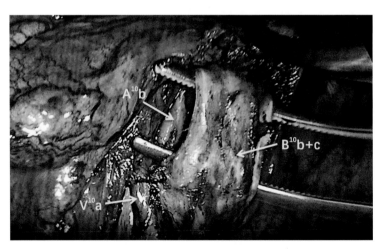

图 16-14　钝锐结合游离并切断 $B^{10}b+c$

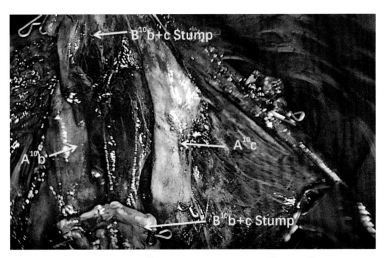

图 16-15　在 B^{10}b+c 后方显露并游离 A^{10}b 和 A^{10}c

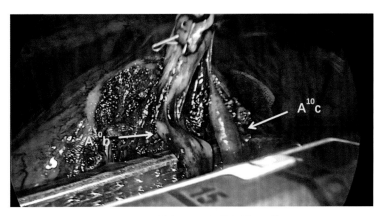

图 16-16　强生 PVS 切闭 A^{10}b+A^{10}c

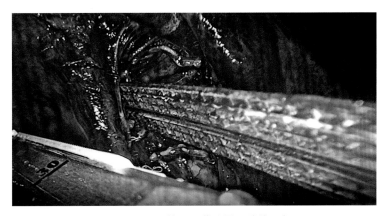

图 16-17　沿着膨胀萎陷界面降维开门

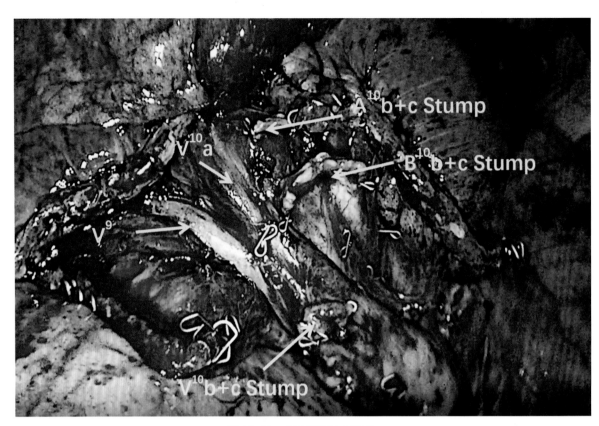

图 16-18　术后段面结构标示

手术过程示意图

左下肺后基底段内外亚段（LS^{10}b+c）切除手术过程示意图（图 16-19 至图 16-30）。

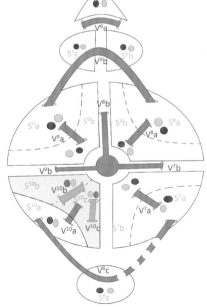

图 16-19　左下肺 S^{10}b+c 切除范围降维（阴影内部分为切除范围，红圈代表动脉，绿圈代表支气管）

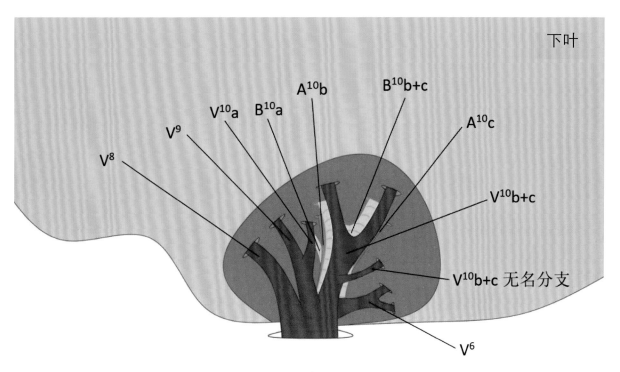

图 16-20　全景解剖（膈面观）

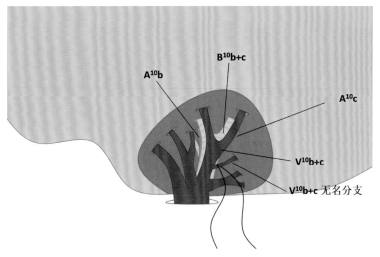

图 16-21　游离 V^{10}b+c 无名分支

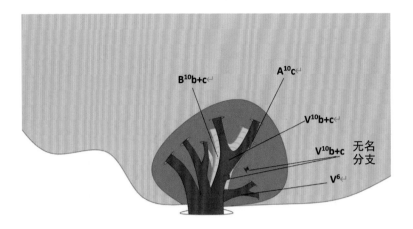

图 16-22　切断 V¹⁰b+c 无名分支

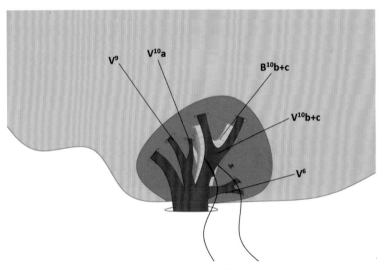

图 16-23　游离 V¹⁰b+c

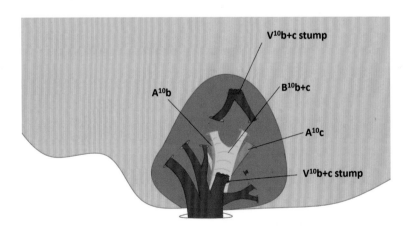

图 16-24　切断 V¹⁰b+c

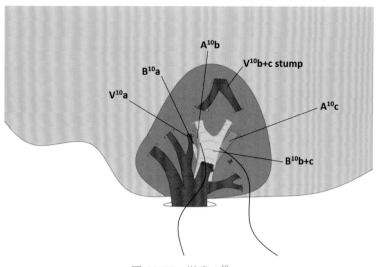

图 16-25　游离 B^{10}b+c

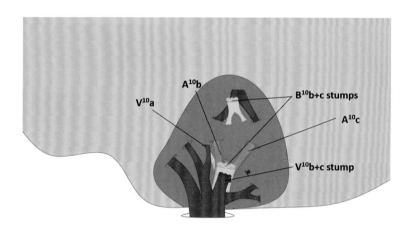

图 16-26　切断 B^{10}b+c

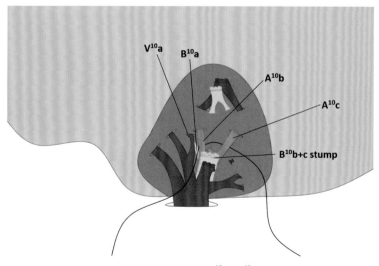

图 16-27　游离 A^{10}b+A^{10}c

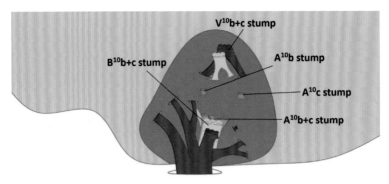

图 16-28　切断 A^{10}b+c

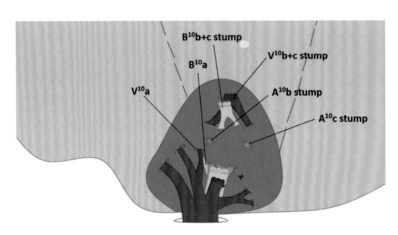

图 16-29　定位结节及切缘

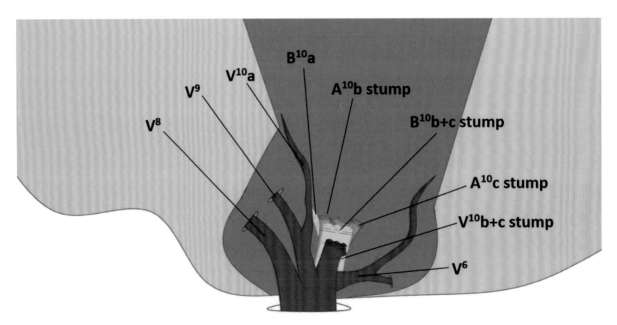

图 16-30　段面展示

术者 / 刘继先　毛广显　王俊彬

整理 / 马丹

审定 / 刘继先

绘图 / 王俊彬